国家自然科学基金（72274209、71673291）

上海市2023年度"科技创新行动计划"软科学研究项目（23692113200）

诺贝尔奖的临床应用：
转化医学在身边

主　编　粟美娜

副主编　黄书琳　宋　彬　方梓宇

上海大学出版社

·上海·

图书在版编目(CIP)数据

诺贝尔奖的临床应用 : 转化医学在身边 / 栗美娜主编 . -- 上海 : 上海大学出版社, 2024. 11. -- ISBN 978-7-5671-5083-6

Ⅰ. R33-49

中国国家版本馆 CIP 数据核字第 2024RB2527 号

策划编辑　陈　露
责任编辑　高亚雪
封面设计　缪炎栩
技术编辑　金　鑫　钱宇坤

诺贝尔奖的临床应用：转化医学在身边

栗美娜　主编

上海大学出版社出版发行

（上海市上大路99号　邮政编码200444）

（https://www.shupress.cn　发行热线021-66135112）

出版人　余　洋

＊

南京展望文化发展有限公司排版

上海华业装潢印刷有限公司印刷　各地新华书店经销

开本890mm×1240mm　1/32　印张7.5　字数190千

2025年1月第1版　2025年1月第1次印刷

ISBN 978-7-5671-5083-6/R·81　定价　80.00元

编 委 会

主 审

张鹭鹭

主 编

栗美娜

副主编

黄书琳 宋 彬 方梓宇

编 委

（以姓氏笔画为序）

马 骞（海军军医大学） 马志强（海军军医大学）

王 欢（海军军医大学） 方梓宇（上海长海医院）

尹逊羽（上海理工大学） 江洁冰（海军军医大学）

李学周（上海长海医院） 何孟霖（海军军医大学）

宋 彬（上海长海医院） 张 驰（上海理工大学）

张启特（海军军医大学） 庞亚娟（海军军医大学）

赵若琳（海军军医大学） 项昕泠（海军军医大学）

栗美娜（海军军医大学） 黄书琳（石狮市总医院）

曹 飞（上海长海医院） 盛 夏（上海市第四人民医院）

董成功（海军军医大学） 景子洋（上海长海医院）

主编简介

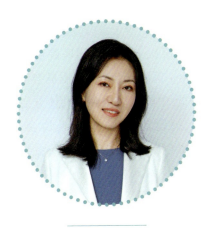

栗美娜

海军军医大学卫生勤务学系副教授，博士，硕士生导师，美国欧道明大学访问学者，入选上海市浦江人才计划，上海市东方英才计划拔尖项目，兼任中国研究型医院学会医疗质量管理与评价专业委员会委员。主持国家自然科学基金等科研项目10余项，编写专著20余部，在 *Journal of Translational Medicine* 等国际期刊发表SCI论文30余篇。获专利、软件著作权授权10余项，以第三完成人获上海市科学技术奖三等奖，多次参加国际学术会议并作报告。荣立个人三等功1次。

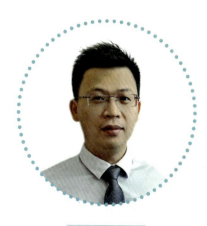

黄书琳

福建省石狮市总医院院长，泉州市高层次人才。中国医院协会县（市）医院分会第六届委员会常务委员，中国医院协会医共体分会委员，福建省医学会、医院协会、医师协会理事，福建省医院协会县（市、区）级医院管理分会常务委员等。参与国家社会科学基金重点项目实证研究，发表论文10余篇，出版学术专著2部，软件著作权授权1项。荣登敬业奉献"中国好人榜"、"福建好人榜"，荣获福建青年五四奖章、泉州青年五四奖章、泉州市优秀健康卫士等荣誉称号。

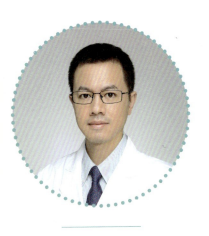

宋　彬

上海长海医院胰腺肝胆外科副主任，博士，副主任医师，副教授，硕士生导师。兼任中国医师协会胰腺病学专业委员会青年委员、上海市医学会普外科专科分会胰腺外科学组委员、中国抗癌协会神经内分泌肿瘤专业委员会委员、中国临床肿瘤协会肝癌专家委员会委员等。长期从事肝胆胰疾病的外科治疗和基础转化研究。主持国家自然科学基金、上海市自然科学基金等共6项，以第一作者或通信作者发表SCI论文18篇。先后入选上海青年医师培养资助计划、第二军医大学"优秀青年学者"、上海市人才发展资金等人才计划。荣立个人三等功2次。

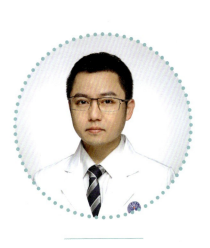

方梓宇

上海长海医院泌尿外科主治医师，博士，讲师，住院医师规范化培训导师。兼任全国卫生产业企业管理协会尿路结石防治专家委员会委员。主持国家自然科学基金和海军军医大学青年启动基金项目。作为核心成员参与国家重点研发计划2项，国家自然基金（面上项目）4项。以第一或共一作者发表SCI论文多篇（H指数：15），担任多项中国科学院1区学术期刊审稿人。荣获上海市医学会教育技术专科分会教学资源类一等奖。荣立个人三等功1次。

前　言

在历史的长河中，每一个诺贝尔奖成果的产生都是一次对人类知识边界的拓展和对生命奥秘的深入挖掘。提及诺贝尔生理学或医学奖，我脑海中即刻浮现出DNA双螺旋结构。1962年，詹姆斯·沃森和弗朗西斯·克里克因这一伟大发现共同荣获诺贝尔生理学或医学奖，从而开启了生物学和医学的新纪元。

我经常思索，这些由诺贝尔奖得主带来的巨大贡献背后，蕴藏着怎样的故事？它们的发现与我们的日常生活有哪些紧密的联系，又在何种程度上重塑了我们的世界？这正是我们编写《诺贝尔奖的临床应用：转化医学在身边》一书的初衷。我们希望通过引人入胜的故事，重现诺贝尔奖的发现之旅，并借助通俗易懂的语言，阐释前沿的科学知识。我们希望科学不仅是高屋建瓴的智慧，也是贴近生活的智慧。

本书不仅是对诺贝尔奖辉煌成就的致敬，更是对这些科学巨匠背后故事的深情回顾。从胰岛素的发现，到DNA双螺旋结构的揭示，以及青蒿素抗击疟疾的奇迹，每一个诺贝尔奖背后的故事都闪烁着人类智慧的光芒，都映射出对生命本质的不懈追求。

在这本书中，我们回顾了诺贝尔奖得主们如何凭借智慧和坚韧不拔的信念，改变了我们对疾病、治疗和健康的认知。希望通过本书为读者展现科学如何从理论的云端降落到临床的实地，转化为治疗人类疾病的具体方法，让科学的温暖和光辉触及每一个人。

　　让我们一起翻开这本书，去感受那些蕴藏在背后的激情与汗水，去理解每一次科学突破背后的辛劳与欢欣。让我们在阅读中领悟，科学不仅是冷静的实验和严谨的推理，它更是一段段人性的旅程，是对生命的最深切赞歌。

　　最终，愿这本书能够唤起每一位读者的好奇心，点燃对科学探索的热情，让诺贝尔奖不再是遥不可及的成就，而是我们每个人都能接触、理解并从中受益的知识宝库。在科学的浩瀚海洋中，让我们扬帆远航，体验它赋予我们的无限可能。

编者

2024 年 9 月

目　录

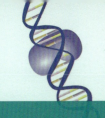

第一章
胰岛素——百年"不治之症"的克星

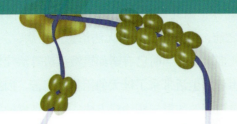

在诺贝尔奖的历史上，有关胰岛素的研究成果共荣获了四次奖项。1923年，弗雷德里克·班廷（Frederick G. Banting）和约翰·麦克劳德（John J. R. Macleod）因发现胰岛素而共同获得了诺贝尔生理学或医学奖。1958年，弗雷德里克·桑格（Frederick Sanger）因确定胰岛素分子结构而获得了诺贝尔化学奖。1969年，多罗西·克劳福特·霍奇金（Dorothy Crowfoot Hodgkin）利用X射线晶体衍射技术成功解析了胰岛素的六聚体晶体结构，这是胰岛素研究领域的又一重要里程碑；在此之前，她因晶体学研究方面的杰出贡献，获得了1964年诺贝尔化学奖。1977年，罗莎琳·耶洛（Rosalyn Yalow）因发明放射免疫分析法，为胰岛素等微量物质的定量测定提供了有力工具，荣获了诺贝尔生理学或医学奖。这些成就不仅为糖尿病的治疗提供了关键的科学基础，也推动了生物医学领域的重大进步。

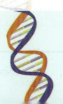

有关糖尿病（diabetes mellitus）的记载最早可追溯至公元前1世纪，其中"diabetes"一词源于古希腊语，意指多尿。后来发现糖尿病患者的尿液带有甜味，因此添加了"mellitus"一词来描述这种疾病。在胰岛素问世之前，糖尿病被视为无法治愈的疾病，一旦确诊，几乎等同于宣判了死刑。尽管当时已有诸如饥饿疗法等治疗方法，但效果有限，并且给患者的生活带来了极大的困扰和痛苦。因此，医学界迫切地寻找一种更为有效的糖尿病治疗方法。而胰岛素的发现，无疑是医学史上的一次里程碑式的突破。它不仅彻底改变了糖尿病的治疗方式，使患者的生活质量得到了极大的提升，更为后续的医学研究开辟了新的方向。胰岛素被发现的背后，是一系列历史事件的积累、无数科学家的不懈探索与研究的突破。

第一节　诺贝尔奖的幕后故事

在19世纪，科学家们对人体中的神秘世界进行了深入的探索，特别是在了解胰脏和胰岛方面取得了重大突破。让我们回到1869年，一位名叫保罗·兰格尔翰斯（Paul Langerhans）的科学家，在仔细观察显微镜下的胰脏时，发现了胰岛的身影。不久后，兰格尔翰斯提出了一个有趣的想法：胰岛可能分泌了一种与消化有关的物质。

时间快进到19世纪80年代，奥斯卡·闵可夫斯基（Oscar Minkowski）和约瑟夫·冯·梅林（Joseph von Mering）这两位科学家在实验中发现，当犬的胰腺被切除后，它们的尿液中竟然出现了糖分。这是人们首次将胰腺与糖尿病联系起来，这一发现进一步证明了胰腺在糖代谢中的重要性。

19世纪90年代，研究者们对胰腺的兴趣日益浓厚。1892年，法国学者爱德华·赫顿（Édouard Hédon）发现了一个奇妙的现象：当切除犬的胰腺后，犬会患上糖尿病，但如果把部分胰腺移植回去，糖尿病的症状就会消失。这暗示了胰腺可能具有调节血糖的神奇功能。同年，法国生理学家马塞尔·欧仁·埃米尔·格莱（Marcel Eugène Émile Gley）也观察到了类似的现象，他发现切除部分胰腺并不会引发糖尿病，或者只引起短暂的症状。1893年，法国病理学家爱德华·拉盖斯（Édouard Laguesse）将兰格尔翰斯发现的"小细胞团"正式命名为"兰格尔翰斯岛"（胰岛），并猜测该细胞团可能会分泌调节碳水化合物代谢的物质。

20世纪初，美国学者尤金·林赛·奥佩（Eugene Lindsay Opie）对糖尿病患者的胰腺进行了深入研究，他发现糖尿病的发生与胰岛功能的损害有着密切的联系。这一发现为后来的胰岛素替代治疗提供了重要的理论依据。

随着对胰岛功能的了解越来越深入，许多研究者开始尝试用胰腺提取物来治疗糖尿病。虽然胰腺提取物有一定的降血糖作用，但效果并不稳定，还存在明显的副作用。尽管如此，这些研究为胰岛素的最终发现和利用奠定了坚实的基础。

一、胰岛素的发现：多伦多四人组

加拿大的班廷（图1-1）是胰岛素发现的关键人物。他在阅读一篇关于胰腺结石的论文时获得了灵感。这篇论文题为《由一例胰腺结石病例看兰格尔翰斯岛与糖尿病之间的关系》，主要描述了一例罕见的胰腺结石案例，论文作者摩西·巴伦（Moses Barron）发现结石竟然完全阻塞了主胰管，使得所有的腺泡细胞发生了变性（萎缩）并坏死了，但令人惊奇的是，大多数胰岛细胞依然完好地存活着。巴伦结合病例资料，发现这名患者虽然胰腺萎缩，但血糖完全正常，进一步证明了胰腺中的胰岛细胞能够分泌调控血糖的物质。另外，论文中还提到这些现象与结扎胰管的实验观察结果类似。这使班廷想到，如果能够通过手术制造类似胰腺结石导致的胰腺萎缩，或许可以从胰腺中提取出治疗糖尿病所需的物质。

为了验证这一设想，班廷找到多伦多大学的糖尿病专家麦克劳德，提出希望借用其实验平台及仪器开展相关实验研究。麦克劳德听完班廷的想法后，认为当前缺少足够证据证明内部分泌物的存在，并且许多杰出科学家尝试分离这种物质都以失败告终，因此他对班廷的想法表示怀疑，但最终还是同意了班廷的请求，尽心尽力地提供了必要的实验帮助，同时安排了助手（查尔斯·赫伯特·贝斯特）（图1-1）协助。

他们首先选择了犬作为实验对象。将犬分为两组，一组摘除胰腺建立糖尿病犬模型，另一组则通过结扎胰管，使腺泡细胞坏死，仅留下胰岛细胞，作为胰岛素的供体。然后，将这些胰岛细胞剪碎研磨，制成提取液后注射至糖尿病犬体内。若此研磨液能降低糖尿病犬的血糖，即可证明其中含有胰岛素。然而，提纯过程复杂且需要反复验证，稍有差错便需从头再来，直至

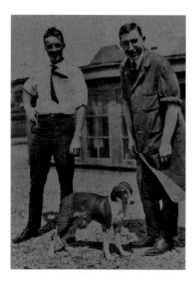

图1-1　贝斯特（左）和班廷（右）

成功提取胰岛素或证明此路不通。胰腺摘除术是建立糖尿病犬模型的第一步。尽管麦克劳德特地给两人演示了犬的胰腺摘除术，但班廷他们并没有很好地掌握这项技术。因为他们的各种失误，剩余的实验犬都没能达到实验要求。面对困难，班廷没有选择退缩，而是选择了坚持。他自掏腰包，从校外买犬继续做实验。经过无数次的尝试和失败，他们终于迎来了一次重大的突破。他们成功地得到了一只符合期望的糖尿病犬，并立即展开了实验。他们摘取了结扎犬的胰腺，将其研磨后提纯，分批注射提取液给这只糖尿病犬。当两人紧张而充满期待地观察着实验结果时，他们惊喜地发现，在两次注射后，糖尿病犬的血糖水平竟然在显著下降。这是他们长久以来梦寐以求的结果，也是班廷的资料中最早能证明"胰腺研磨液能够降低血糖"的证据。经过多次重复实验，班廷和贝斯特越来越确信提取液中确实含有能够降低血糖的物质。然而，科学研究的严谨性要求他们必须排除所有其他可能性，以确保结论的准确性。于是，他们设计了更为精细的实验来探究这种物质的具体来源。他们分别提取了犬的脾脏、肝脏等其他内脏器官的研磨液，并逐一注射给糖尿病犬。经过仔细观察和记录，他们发现只有注射了胰腺提取液，犬的血糖水平才出现了显著的下降，而其他内脏的提取液并没有这样的效果。这一发现让他们更加确信，胰腺中确实存在着一种能够降低血糖的特殊物质。

由于通过结扎胰管获取的胰腺提取物无法满足临床上的广泛需求，班廷开始致力于探索一种更为高效的方法来获取这种物质。他首先尝试从胎牛胰腺中提取，随后又成功地从成年牛胰腺中获得了有效的提取物。这一重要突破，使得廉价且易于获取的新鲜牛胰腺成为了更为理想的研究材料。

想要将这种胰腺提取物应用于临床还需要解决纯度问题。但是从胰腺提取物中纯化出单一的胰岛素并不是一件容易的事。此时出现了多伦多四人组第四号人物詹姆斯·科利普（James Collip）。科利普是一位擅长生物化学的科学家，他的出现犹如及时雨，加快了胰岛素纯化的进程。他开发了一种基于乙醇的纯化方法，通过逐渐增加溶液中乙醇的百分比，使得胰岛素从溶液中析出，从而得到了较纯的胰岛素提取物。科利普的加入使得团队能够分离出可用于人类的高纯度胰岛素，为之后的临床试验打下了基础。麦克劳德利用丰富的资源，协调并促成了胰岛素的首次临床试验。1922年1月，他们在一个患有严重糖尿病的14岁男孩身上，注射了班廷及贝斯特制备的提取物。但效果并不理想，其中一个注射部位形成了无菌脓肿，而且并没有显示出临床效果。几天后，他们再一次对这名14岁的糖尿病患者进行了治疗，在他体内注射了科利普制备的高纯度胰岛素。结果显示，每天注射可立即改善血糖。丙酮从患者的尿液中消失了，患者感觉也更好了，变得富有活力。这是胰腺内部分泌物首次应用在人类糖尿病患者身上并显著成功的临床试验。最终这名患者活到了26岁，而当时糖尿病确诊后患者通常仅能存活几个月。同年2月，他们又对6名患者进行了治疗，所有结果均令人满意，这也宣告了糖尿病这一"不治之症"的克星终于被找到了。

为了扩大胰岛素的生产，"多伦多四人组"接受了美国礼来公司的合作提议。为了满足大量糖尿病患者的需求，美国礼来公司开发了大规模纯化方法实现了胰岛素的商业化。1922年底，加拿大的胰岛素生产仍然困难，市场对胰岛素供不应求。此外，还存在着胰岛素不稳定且昂贵等诸多问题。随着后来条件的不断优化，这些问题被逐渐解决。

1923年1月23日，班廷、科利普和贝斯特获得了有关胰岛素及其制造方法的美国专利。这三人，每人以一美元的价格，将胰岛素的专利权转让给了多伦多大学董事会。专利申请中强调，过去没有其他研究人员能够生产出无毒的降血糖提取物。因此，必须有一项专利，才能将胰岛素的生产限制在可信赖的厂家中，以保证产品的纯度和效力，防止药物制造商的粗制滥造，故为其申请专利。

因发现胰岛素，班廷和麦克劳德（图1-2）获得了1923年的诺贝尔生理学或医学奖。这是迄今为止，获得诺贝尔速度最快的研究发现之一，可见其无与伦比的重要性，而班廷此时仅仅32岁。

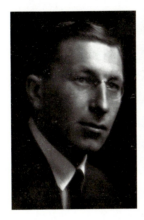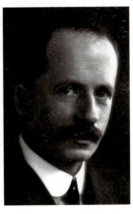

图1-2　班廷（左）和麦克劳德（右）

二、胰岛素的氨基酸序列破译

胰岛素被发现之初，其化学本质和结构都是未知的。随着研究的不断推进，学者们开始提出关于其性质的猜想。1923年，哈罗德·沃德·达德利（Harold Ward Dudley）根据胰岛素可被胃蛋白酶和胰蛋白酶灭活的特性，首次提出胰岛素可能是蛋白质的假设。随后，美国生物化学家迈克尔·索莫吉（Michael Somogyi）和诺贝尔奖得主爱德华·多伊西（Edward A. Doisy）等人也相继支持这一观点。1926年，著名学者约翰·雅各布·阿贝尔（John Jacob Abel）取得了重大突破，他成功制备了胰岛素结晶，这一成果进一步指向了胰岛素的蛋白质属性。最终，在1935年，美国学者汉斯·詹森（Hans Jensen）和厄尔·埃文斯（Earl A. Evans）通过对结晶胰岛素的分析，分离出了苯丙氨酸和脯氨酸，从而确凿地证明了胰岛素是一种蛋白质。

胰岛素作为蛋白，每条链上的氨基酸种类繁多，并且以特定的顺序排列。如何准确地确定这些氨基酸的序列，成为摆在科学家面前的一大挑战。英国著名科学家桑格（图1-3）采用了一种化整为零的策略，利用蛋白酶将牛胰岛素切割成多肽小段。接着，用特殊的有机染料在多肽小段末端的氨基酸上做标记，再将这些标记有染料的氨基酸脱落下来，并通过电泳等方法让这些脱落的氨基酸在带电的试纸上进行"赛跑"。最后通过与已知的氨基酸进行比较，来确认氨基酸的种类。多次重复这样的实验，桑格就能逐个测定每个多肽小段的氨基酸序列。之后，他进行了一个类似拼图的游戏，将已确认序列的多肽小段进行序列比对，确定它们的前后顺序。这样，牛胰岛素的完整氨基酸序列就被桑格逐一揭示出来。值得一提的是，桑格在这个过程中发明了一种重要的化学试剂——二硝基氟苯（后被称为"桑格试剂"）。这种试剂能够与氨基酸的N端发生特异性反应，生成稳定的衍生物，

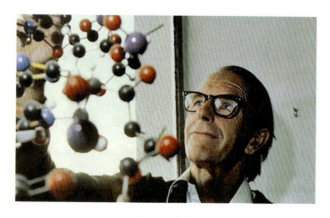

图1-3 桑格

8

从而使得氨基酸的末端得以标记和识别。这种特性使得二硝基氟苯成为鉴定氨基酸序列的有力工具。

整个研究过程耗费了桑格长达12年的时间，但他最终成功地确定了胰岛素是由两条多肽链组成，一条含有21个氨基酸（A链），另一条含有30个氨基酸（B链），两条多肽链之间通过由两个硫原子组成的链条连接在一起。这是科学家第一次测定蛋白质的氨基酸组成，也是第一次知道蛋白质有自己特有的结构，开启了人类认识蛋白质这一生物大分子的征程，并为DNA遗传密码的发现奠定了基础。

1958年，桑格因其在胰岛素结构研究方面的突出贡献，首次荣获诺贝尔化学奖。然而，桑格并没有因此而满足，他继续深入研究生物化学的各个领域，不断追求新的科学发现。在时隔22年后的1980年，桑格再次站在了诺贝尔奖的领奖台上。这一次，他是因为在DNA测序方面的杰出贡献而获奖。这一成就再次证明了桑格在生物化学领域的卓越地位，也使他成为第一位两次获得诺贝尔化学奖的科学家。

根据桑格公布的氨基酸序列，科学家尝试用化学方法人工合成胰岛素。1965年，中国科学家成功完成了结晶牛胰岛素的全合成，进一步验证了桑格序列的准确性。尽管化学法合成蛋白质在当时的确取得了一些进展，但随着基因工程技术的迅猛发展，利用基因工程技术合成蛋白质能够更高效、更精确，其不仅提高了合成效率，还降低了成本，使得大规模生产成为可能。因此，化学法合成蛋白质逐渐被基因工程技术所取代。

三、胰岛素晶体结构解析

20世纪30年代，蛋白质结构的研究还处于起步阶段，科学家们对于激素这类复杂生物分子的结构几乎一无所知。胰岛素作为调节血糖的关键激素，其结构的研究对于理解生命过程具有重要意义。然而，由于技术限制和胰岛素分子本身的复杂性，这一研究充满了挑战。

自1934年起，霍奇金（图1-4）便致力于胰岛素晶体结构的研究，然而，受限于当时的技术条件，对于胰岛素这样的生物大分子的解析进展非常缓慢。霍奇金作为一名晶体学家，深知通过获得晶体的衍射照片可以揭示其内部结构。然而，胰岛素晶体的制备并不容易。她需要找到合适的条件，使胰岛素分子能够有序地排列成晶体。这涉及温度、湿度、pH等多个因素的调控。经过无数次的尝试和调整，霍奇金终于成功制备出了高质量胰岛素晶体。

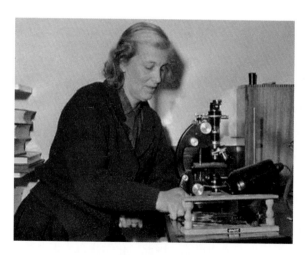

图1-4　霍奇金

获得了晶体之后，接下来的任务是通过衍射实验来获取晶体的结构信息。霍奇金与她的团队对晶体进行了细致的衍射实验。他们使用X射线照射晶体，并记录下衍射图案，首次获得了胰岛素晶体的衍射照片。衍射图案就像是胰岛素晶体内部的"指纹"，需要通过解读这些图案，才能够逐渐揭示出胰岛素分子的结构。然而，解析晶体结构并不是一件简单的事情。衍射图案中的每一个点、每一条线都蕴含着复杂的信息，需要深入的分析和解读。霍奇金带领她的团队对衍射数据进行了精细的处理和分析，利用计算机模拟和数学方法，逐步还原出胰岛素分子的三维结构。

经过多年的艰苦努力，霍奇金终于在1969年成功解析了胰岛素的六聚体晶体结构。这一成果的取得不仅揭示了胰岛素分子的内部结构，也为人类对激素的认识带来了革命性的改变。在此之前，霍奇金凭借对X射线衍射技术在青霉素和维生素B_{12}晶体结构研究方面的卓越贡献，荣获了1964年的诺贝尔化学奖。

中国科学家梁栋材在胰岛素晶体结构研究方面也取得了重要进展。他于1965～1967年在霍奇金教授的实验室进修，这段经历为他后续的研究奠定了坚实的基础。1972年，梁栋材等成功获得了2.5埃分辨率的三方二锌猪胰岛素晶体结构，并在次年进一步将分辨率提升至1.8埃，这一成果在国际上产生了重要影响，为胰岛素的结构与功能研究提供了重要的结构基础。

四、胰岛素的含量测定

胰岛素在调节血糖水平、维持机体代谢平衡发挥了至关重要的作用，因此，胰岛素体内浓度的精确测量，对于了解胰岛素的分泌情况、评估其功能状态及诊断相关疾病具有重要意义。传统的胰岛素检测通常依赖于生物化学手段，如酶联免疫分析（ELISA）法等，但这些方法在灵敏度和特异性方面往往有所欠缺，特别是对于极低浓度的胰岛素测量，其准确性往往受到质疑。也有一些科学家尝试通过生物学反应来间接评估胰岛素功能，但这些方法往往操作复杂，并且结果解读需要丰富的经验，因此其应用受到一定限制。基于这些方法的不足，耶洛和所罗门·本森（Solomon A. Berson）（图1-5）致力于开发新的胰岛素检测方法。

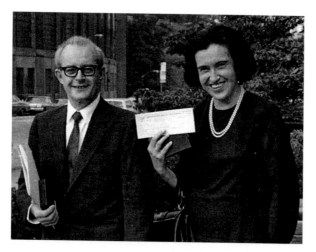

图1-5　本森（左）和耶洛（右）

耶洛和本森认为，如果将放射性核素示踪技术与特异性识别的能力相结合，就有可能创建出一种既灵敏又特异的检测方法，实现对胰岛素的精确、快速测定。一方面，放射性核素示踪技术利用放射性核素作为标记物，可以追踪和测量生物体内物质的分布和变化。将这种高灵敏度的技术应用于医学领域，就有可能实现对生物体内微量活性物质的精确测量。另一方面，免疫学抗原-抗体反应提供了特异性识别的能力。抗原和抗体之间的结合具有高度的特异性，可以实现对目标物质的精确识别。

为了实现这一想法，他们开始了艰苦的实验研究。他们先选取了适当的放射性核素标记抗原或抗体，制备出具有放射性的免疫试剂。

然后，利用这些试剂与待测样本中的抗原或抗体进行特异性反应，形成抗原-抗体复合物。再测定复合物中的放射性，从而推算出待测样本中抗原或抗体的含量。在这一过程中，他们不断优化实验条件，提高方法的灵敏度和特异性。然而，开发过程并非一帆风顺。他们遇到了许多技术难题和挑战，如如何选择合适的放射性核素、如何制备高质量的免疫试剂、如何优化实验条件以减少误差等。但是，耶洛和本森凭借坚韧不拔的毅力和深厚的科研功底，逐一克服了这些难题。经过无数次的实验和失败，他们终于成功开发出了放射免疫分析法（图1-6）。这一方法不仅具有高灵敏度、高特异性，而且操作简便、重复性好，为生物体内微量活性物质提供了一种全新的检测手段。

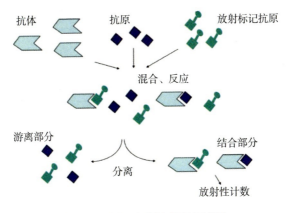

图1-6 放射免疫分析法原理示意图

利用放射免疫分析法，他们成功实现了对胰岛素的精确测量，这种方法具有更高的灵敏度和特异性，能够检测到更低浓度的胰岛素，从而更准确地评估胰岛素的分泌情况和功能状态。通过对不同样本中胰岛素含量的检测，他们还发现了一系列重要的生理和病理现象。比如，他们观察到，在糖尿病患者中胰岛素的含量往往异常，这为糖尿病的诊断和治疗提供了重要的依据；胰岛素在不同生理条件下的变化，如饮食、运动等因素对胰岛素分泌的影响，为深入了解胰岛素的生理作用提供了宝贵的数据。通过放射免疫分析法，耶洛和本森还观察到胰岛素敏感型和胰岛素非敏感型糖尿病患者体内的胰岛素含量存在差异。他们发现，胰岛素非敏感型糖尿病患者（如2型糖尿病患者）往往体内胰岛素水平较高，但由于细胞对胰岛素的反应降低，因此血糖仍然控制不佳。相反，胰岛素敏感型糖尿病患者（如1型糖尿病患者）则可能胰岛素水平极低，因为他们的胰岛β细胞几乎不能分泌胰岛素。这些发现不仅有助于更深入地理解不同类型糖尿病的发病机制，还为不同类型糖尿病患者制定个性化的治疗方案提供了重要依据。因此，耶洛和本森的放射免疫分析法在糖尿病研究和治疗中具有非常重要的意义。1977年，耶洛因其在放射免疫分析方法领域的杰出贡献，荣获了诺贝尔生理学或医学奖。然而，遗憾的是，本森因意外过早离世，未能一同站上领奖台接受这份殊荣。尽管如此，耶洛在发表获奖感言时，高度赞扬了本森的重要贡献。

五、其他重大发现

在胰岛素相关方面还有一些重大发现，虽然它们并未直接获得诺贝尔奖的认可，但同样对胰岛素研究和糖尿病治疗产生了深远影响。

1965年，斯坦纳（Steiner）在深入研究胰岛瘤细胞时取得了重大的突破，他首次发现胰岛素并非直接以成熟形式存在，而是以一种前体形式——胰岛素原存在（图1-7）。这一前体是一个单链蛋白质，在分泌过程中，会经过一系列的修饰和剪切，其中最为关键的一步就是切去中间的C肽，从而生成我们熟知的胰岛素。这是对多肽激素前体的首次系统研究，不仅揭示了胰岛素产生的复杂机制，也进一步推动

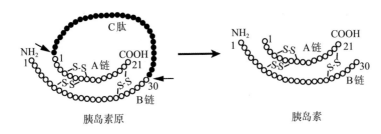

图1-7 胰岛素原的结构示意图

了对胰岛素结构的深入研究。

在胰岛素的提取和纯化方面，科学家们进行了大量的探索和创新。除了诺贝尔奖得主所使用的方法外，后续的研究者们还开发出了基因工程技术、生物反应技术、色谱技术、离子交换技术等一系列更加高效、稳定的胰岛素提取和纯化技术。这些技术的出现，使得胰岛素的生产成本降低，产量增加，造福了更多糖尿病患者。

随着对胰岛素结构和功能的深入研究，科学家们也逐渐揭示了胰岛素与受体之间的相互作用机制。这一发现不仅有助于更深入地理解胰岛素的生物学效应，还为开发新型胰岛素类似物和胰岛素受体激动剂等药物提供了理论基础。这些药物的出现，为糖尿病患者提供了更多个性化的治疗选择。

此外，在胰岛素抵抗和胰岛素敏感性的研究方面也取得了重大进展。科学家们发现，胰岛素抵抗是糖尿病发病的重要机制之一，而提高胰岛素敏感性则有助于改善糖尿病患者的血糖控制水平。基于这些发现，研究者们开发出了一系列针对胰岛素抵抗和胰岛素敏感性的治疗策略，如通过饮食、运动和生活方式等来改善胰岛素敏感性，以及使用胰岛素增敏剂等药物来增强胰岛素的作用。

另外，随着基因组学和蛋白质组学等技术的发展，科学家们对胰岛素相关基因和蛋白质的表达调控进行了深入研究。这些研究不仅有助于我们更全面地了解胰岛素的生物合成和分泌过程，还为开发基于基因和蛋白质水平的糖尿病治疗方法提供了新的思路。

这些重大发现在推动胰岛素研究和糖尿病治疗方面同样发挥重要作用。随着科学技术的不断进步，相信未来还会有更多关于胰岛素的重大发现涌现，为糖尿病患者带来更好的治疗前景。

第二节　胰岛素的作用机制

胰岛素由胰腺的胰岛 β 细胞分泌，是一种维持正常生理功能的重要激素。它通过与众多蛋白和信号分子的紧密协作，精准地调节细胞的代谢和功能，从而维持机体的稳态。胰岛素的分泌不足或功能异常，将导致血糖调节失衡、代谢紊乱等问题，引发糖尿病等慢性疾病。因此，保持胰岛素正常的分泌和功能对于人体健康至关重要。

胰岛素发挥作用的过程是一个复杂而精细的过程，主要涉及胰岛素与细胞膜上的胰岛素受体结合及随后的一系列细胞内信号转导和代谢调节（图1-8）。当血糖浓度升高时，胰岛 β 细胞会感知这一变化并分泌胰岛素。胰岛素随后进入血液循环，与靶细胞（如肝细胞、肌肉细胞和脂肪细胞）上的胰岛素受体结合。胰岛素受体是一种跨膜蛋白，具有高度的特异性，能识别胰岛素并与之特异性结合。当胰岛素与受体结合后，会引发受体构象的改变，从而激活受体的内在酪氨酸激酶活性。激活的酪氨酸激酶进一步催化受体自身及多个细胞内底物蛋白的酪氨酸残基磷酸化。这些磷酸化的底物蛋白，如胰岛素受体底物家族成员、Shc蛋白及某些接头蛋白等，作为"第二信使"进一步激活下游的信号转导通路。其中，胰岛素受体底物蛋白的磷酸化是胰岛素

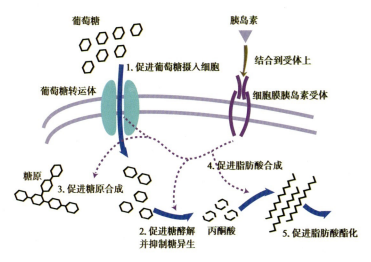

图1-8　胰岛素作用示意图

信号转导中的关键步骤。磷酸化的胰岛素受体底物蛋白能够与多种具有SH2结构域的蛋白相互作用，进而激活磷脂酰肌醇3-激酶等信号分子。这些信号分子进一步激活一系列的蛋白激酶，如蛋白激酶B和丝裂原活化蛋白激酶，从而调节细胞内代谢过程，包括促进葡萄糖转运体（如葡萄糖转运蛋白4）向细胞膜的转运，增加细胞对葡萄糖的摄取，促进糖的氧化并使三磷酸腺苷的生成增加，进而降低血糖浓度。

　　胰岛素能够刺激肝细胞和肌肉细胞合成糖原，并将其储存在肝脏和肌肉中，以备不时之需。在肝脏中，胰岛素通过增加葡萄糖转运蛋白的数量和活性，促进葡萄糖进入肝细胞。一旦进入肝细胞，葡萄糖在胰岛素的作用下，经过一系列生化反应转化为糖原。在这个过程中，胰岛素还激活了糖原合成酶，这是一种关键酶，能够催化葡萄糖分子连接成糖原链。同时，胰岛素还通过抑制糖原磷酸化酶的活性，抑制了糖原分解的过程，减少糖原分解为葡萄糖的量，并通过抑制肝脏内糖异生途径，降低葡萄糖的产生，从而有助于维持血糖的稳定。

在肌肉细胞中，胰岛素也发挥着类似的作用。它促进肌肉细胞对葡萄糖的摄取，并转化为肌糖原进行储存。这样，当身体需要能量时，肌糖原可以迅速分解为葡萄糖供能。此外，胰岛素还通过调节其他代谢途径来间接促进糖原储存。例如，它可以抑制脂肪分解，减少游离脂肪酸的产生，从而减少对葡萄糖的竞争性利用。这样，更多的葡萄糖可以被用于糖原的合成和储存。

除了对糖代谢的调节，胰岛素还参与脂肪代谢的调控。当血液中的葡萄糖浓度升高时，胰岛素的分泌增加，胰岛素通过与脂肪细胞上的受体结合，增强葡萄糖转运蛋白的活性，使得更多的葡萄糖能够进入脂肪细胞。同时胰岛素能够促进葡萄糖的代谢，经过一系列生化反应，最终转化为乙酰辅酶A和还原型辅酶Ⅱ等，这些物质是合成脂肪酸的关键原料。胰岛素还能增加脂肪酸合成的酶系活性，从而进一步加速脂肪酸的合成过程。此外，胰岛素还通过抑制脂肪分解的过程来促进脂肪的贮存。它能降低脂肪细胞中环磷酸腺苷的浓度，从而抑制脂肪酶的活性，减少脂肪酸的释放。同时，胰岛素促进脂肪酸再脂化，即将脂肪酸转化为脂肪并储存在脂肪细胞中。这一过程需要α-磷酸甘油的参与，而胰岛素能促进脂肪组织利用葡萄糖生成α-磷酸甘油，从而加速脂肪酸再脂化。此外，胰岛素还能促进脂肪组织从血液中摄取脂肪。通过增加脂蛋白脂酶的活性，胰岛素使得血浆脂蛋白中的脂肪水解为脂肪酸，这些脂肪酸随后进入脂肪细胞并转化为脂肪进行贮存。这一过程有助于降低血液中的脂肪含量，维持血脂的正常水平。因此，胰岛素通过促进葡萄糖的摄取和利用、增加脂肪酸合成的原料和酶系活性、抑制脂肪分解及促进脂肪组织从血液中摄取脂肪等多种机制，共同促进脂肪的合成和贮存。这些过程在维持能量平衡和防止脂肪过度积累方面发挥着重要作用。然而，如果胰岛素的分泌出现异常，可能导致脂肪代谢的紊乱，进而引发肥胖、糖尿病等健康问题。

　　胰岛素在蛋白质代谢中也发挥着重要作用。胰岛素能够促进氨基酸进入细胞，为合成蛋白质提供原料。同时，它还可以促进糖的氧化，使三磷酸腺苷的生成增加，为合成蛋白质提供所需的能量。胰岛素还能够促进各种核糖核酸的合成，为合成蛋白质提供更多的模板。核糖核酸是蛋白质合成过程中的关键组成部分，其增加意味着蛋白质合成速率的提高。此外，胰岛素还能加快蛋白质合成中的转录过程，明显增强核蛋白体翻译过程。这进一步确保了蛋白质合成的顺利进行。与此同时，胰岛素能抑制蛋白质的分解代谢。它通过抑制葡萄糖的异生和糖原分解，来减少蛋白质分解代谢的发生。此外，胰岛素还有稳定溶酶体的作用，避免溶酶体中组织蛋白酶类的释放，从而减少了组织蛋白的分解。因此，胰岛素通过促进细胞对氨基酸的摄取、促进蛋白质的合成及抑制蛋白质的分解等多种方式，影响蛋白质的代谢过程，维持了体内蛋白质的平衡。

　　胰岛素还参与调控电解质平衡。胰岛素能增强细胞膜上的钠-钾-三磷酸腺苷酶的活性，促进钾离子穿过细胞膜进入细胞内，从而降低了细胞外钾离子的浓度。另外，胰岛素还可能通过影响镁离子转运蛋白的活性或表达，促进镁离子穿过细胞膜进入细胞。具体的分子机制可能涉及胰岛素信号通路与镁离子转运蛋白之间的相互作用，但这方面的研究尚待进一步深入。

　　胰岛素受体作用涉及与其他膜蛋白的相互作用，共同调节细胞的信号转导和代谢过程。这些相互作用增加了信号转导的复杂性，使胰岛素的作用更加精准和高效。在整个过程中，还存在负反馈调节机制，确保信号转导的适时终止和细胞功能的稳定。当血糖降至正常范围时，胰岛素的分泌减少，胰岛素与受体的结合减少，从而终止信号转导和代谢调节过程。

　　总之，胰岛素通过与其受体结合，启动一系列细胞内信号转导途径，调控糖、脂肪和蛋白质的代谢过程，从而维持体内代谢的平衡和稳定。这些机制共同确保了胰岛素在维持血糖稳定、促进能量储存及预防代谢性疾病方面发挥的重要作用。对胰岛素受体作用机制的深入研究，有助于我们更好地理解胰岛素的生理功能和疾病状态下的异常变化，为糖尿病等代谢性疾病的治疗提供新的思路和方法。但需要注意的是，胰岛素的作用机制是一个复杂且动态的过程，受到多种因素的调控和影响。不同的个体和组织可能对胰岛素的敏感性和反应性存在差异，这可能导致不同的生理和病理反应。因此，在理解和应用胰岛素的作用机制时，需要综合考虑多种因素，并根据具体情况进行个体化的治疗和干预。

第三节　胰岛素的医学应用

胰岛素在医学领域中具有举足轻重的地位，主要用于治疗与血糖调节相关的疾病，特别是糖尿病。胰岛素是糖尿病患者控制血糖水平的关键药物。1型糖尿病患者的胰岛素分泌功能几乎完全丧失，因此必须依赖外源性胰岛素来维持生命。对于2型糖尿病患者，在疾病初期，他们可能还能通过口服药物和控制饮食来管理血糖，但随着病情的进展，许多患者最终也需要胰岛素治疗。对于糖尿病的急性并发症，如酮症酸中毒和高渗性非酮症性昏迷，使用胰岛素是首选的治疗方法。在这些情况下，需要立即给予足量的胰岛素来纠正高血糖、电解质失衡和酸中毒等异常状况。对于合并有其他严重疾病，如重度感染、消耗性疾病、高热、妊娠、创伤及手术的糖尿病患者，胰岛素也是重要的治疗手段。在这些情况下，胰岛素可以帮助患者更好地控制血糖，促进疾病的康复。

除了调节血糖外，胰岛素还能用于治疗高钾血症。当人体内的钾离子浓度过高时，会出现高钾血症，这可能对患者的神经系统和心脏造成巨大损害，甚至可能导致心搏骤停。为了缓解高钾血症，临床上经常采用静脉输入葡萄糖和胰岛素的方法。这是因为胰岛素可以激活钠-钾泵，促使细胞外的钾离子进入细胞内，从而降低血清钾的浓度。因此，胰岛素在治疗高钾血症中起着关键作用。

胰岛素还起到代谢调节作用。胰岛素能够促进脂肪的合成与储存，使血液中的游离脂肪酸减少。同时，它还能抑制脂肪的分解和氧化，从而有助于维持脂肪的平衡。当胰岛素分泌不足时，脂肪分解代谢会加强，可能产生大量脂肪酸，进而出现高脂血症，严重时还可能引发酮血症和酸中毒。因此，通过外源性胰岛素的补充，可以有效地控制脂肪代谢，防止脂肪代谢紊乱和相关并发症的发生。同时，胰岛素在蛋白质代谢中也起着关键作用。它能够促进氨基酸进入细胞，加速细胞内蛋白质的合成和储存，并抑制蛋白质的分解。当胰岛素分泌不足时，蛋白质分解会增加，体内蛋白质储存总量减少，导致负氮平衡。因此，胰岛素的补充有助于维持蛋白质的平衡，防止蛋白质过度分解和营养不良的发生。

此外，胰岛素在治疗心脑血管疾病方面也具有一定的作用。它可以提高葡萄糖的利用率，增进心脑细胞的能量代谢，从而改善心脑血管疾病的症状。对于脑卒中患者，胰岛素可以减轻高血糖对大脑组织的损伤。在脑血管急症中，胰岛素的治疗可以调整补液量，减轻高血糖给大脑组织带来的损伤。在心血管急症中，如心肌梗死等情况下，患者可能会出现应激性高血糖，这会对心血管系统造成进一步的损害。因此，通过注射胰岛素，可以有效地控制血糖水平，减轻高血糖对心血管系统的损伤。胰岛素还可以改善心肌的代谢状态，促进心肌细胞对葡萄糖的利用，提高心肌的能量供应。这有助于改善心肌的缺血状态，减少心肌损伤。

除了上述应用外，胰岛素还可以用于治疗一些特定的情况。对于慢性溃疡，胰岛素能促进组织生长因子的生成，加快蛋白合成，利于创面愈合。同时，胰岛素中含有的锌离子也能促进创面愈合。因此，在综合治疗的基础上，可以使用胰岛素与蜂蜜等制成药物，直接涂抹在无菌纱布上，然后覆盖在创面部位，以促进溃疡的愈合。对于烧伤患者，特别是重度烧伤患者，身体会产生很多炎症因子，使得自身组织广泛受到破坏，蛋白被分解，血糖升高，可能出现高热反应，心、肺、肾的功能受到不同程度的损害，甚至引起多器官功能衰竭。在这种情况下，胰岛素的合理使用可能有助于改善患者的状况，但具体治疗方案需要根据患者的具体病情来制定。

胰岛素的临床应用非常广泛，根据起效时间及持续时间不同，可分为超短效胰岛素、短效胰岛素、中效胰岛素、长效胰岛素及预混胰岛素。

超短效胰岛素是人胰岛素类似物，通过基因重组技术生产。起效时间为15分钟，作用高峰出现在30～45分钟，持续时间为2～4小时。

短效胰岛素，又称普通胰岛素或正规胰岛素。它是最常用的一种胰岛素，为无色透明液体。皮下注射后，起效时间为20～30分钟，作用高峰为2～4小时，持续时间为6～8小时。

中效胰岛素，又称低精蛋白锌胰岛素，是乳白色浑浊液体。起效时间为1.5～4小时，作用高峰为4～12小时，持续时间为14～20小时。

长效胰岛素，又称精蛋白锌胰岛素，大部分是透明液体。起效时间为3～4小时，作用高峰为14～20小时，持续时间为24～36小时。另外，还有长效胰岛素类似物。这类胰岛素的作用时间较长，可以平稳控制血糖，减少夜间低血糖的发生。它们通常与短效胰岛素混合使用，以更好地模拟人体自然的胰岛素分泌模式。常见的长效胰岛素类似物有甘精胰岛素和地特胰岛素等。

为了适应不同糖尿病患者的治疗需求，胰岛素将短效制剂和中效制剂以不同比例混合，制成预混胰岛素。这种胰岛素结合了短效和中效胰岛素的特点，可以更好地控制血糖。

此外，还有一些其他特殊类型的胰岛素，如一些超速效胰岛素类似物，这类胰岛素起效时间更短，通常在注射后几分钟内就能开始发挥作用，非常适合餐前注射以控制餐后血糖。它们的吸收速度更快，作用时间也更短，因此能更好地满足患者的即时需求。以及一些针对孕妇或儿童等特殊人群的胰岛素制剂，其剂量和配比更加适合这些特殊人群的需求。还有一些胰岛素制剂是专门设计用于胰岛素泵治疗的，以获得更好的稳定性和持久性。

这些不同种类的胰岛素，其起效时间、作用高峰和持续时间各不相同，因此，在选择胰岛素时，需要根据患者的具体病情、生活方式及治疗目标进行个性化选择。

然而，需要注意的是，胰岛素的使用必须在医生的指导下进行，以确保治疗效果并避免低血糖等不良反应的发生。医生会根据患者的糖尿病类型、病情严重程度、血糖水平及生活方式，推荐适合的胰岛素类型和剂量。患者应严格遵循医生的建议，不得擅自更改胰岛素类型或调整剂量，以免引发不良反应或血糖控制不佳。

胰岛素的储存条件也很重要。未开封的胰岛素应存放在冰箱的冷藏室中，温度保持在2～8℃之间。已开封的胰岛素可以在室温下保存，但应避免阳光直射和高温环境。如果室温超过25℃，已开封的胰岛素也应存放在冰箱中。同时，胰岛素的保质期有限，过期后应及时更换。

在使用胰岛素期间，患者应定期监测血糖水平，以便及时调整胰岛素剂量。监测血糖有助于预防低血糖的发生，并评估治疗效果。由于低血糖是胰岛素治疗过程中常见的并发症，患者应注意预防。在外出时应携带糖块或含糖饮料，一旦出现低血糖症状，应立即使用以缓解症状。

此外，胰岛素治疗还应与健康的饮食和适量运动相结合，保持健康的生活方式。患者应遵循医生的饮食建议，控制碳水化合物的摄入，保持均衡的饮食。同时，适当的运动也有助于提高胰岛素敏感性，改善血糖控制。

总之，胰岛素在医学中的应用广泛而重要，是治疗糖尿病和其他与血糖调节相关疾病的关键药物。它的临床使用需要严格遵循医生的建议，以确保治疗效果和安全性。患者应密切关注自己的身体状况，定期监测血糖，及时调整治疗方案，并与医生保持良好的沟通，通过合理使用胰岛素，更好地控制血糖，减少并发症的发生，提高自己的生活质量。

参考文献

嘉敏.胰岛素传奇丨百年前的绝症，战火，与加拿大第一座诺贝尔奖[EB/OL].(2021-08-04)[2024-04-08]. https://www.cn-healthcare.com/article/20210804/content-558252.html.

苏青，朱大龙.造化钟神秀，百年铸辉煌——胰岛素百年回顾[J].中华糖尿病杂志，2022, 14(2): 104-114.

朱石生.大成若缺：班廷与胰岛素[M].北京：新星出版社，2019.

Michael Bliss. The Discovery of Insulin[M]. Chicago: University of Chicago Press, 1982.

The Discovery and Early Development of Insulin [EB/OL].[2024-03-15]. https://insulin.library.utoronto.ca/.

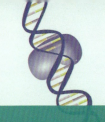

第二章
维生素 B$_1$——告别脚气病的里程碑

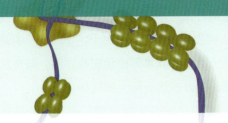

　　1929年，荷兰生理学家克里斯蒂安·艾克曼（Christiaan Eijkman）和英国生物化学家弗雷德里克·霍普金斯（Frederick Hopkins）因发现维生素对人类营养的重要性而共同获得了诺贝尔生理学或医学奖。艾克曼通过研究脚气病的病因，发现了维生素 B$_1$ 的存在，而霍普金斯则通过实验证明动物饮食中存在除蛋白质、脂肪、碳水化合物和矿物质之外的其他"辅助因素"，这些因素后来被确认为维生素。

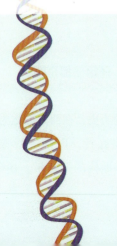

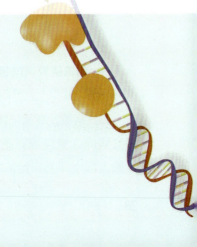

脚气病不是脚气。脚气是由真菌感染导致的足部皮肤病，而脚气病是维生素 B_1 缺乏症，主要表现为神经系统和心血管系统功能异常。既然脚气与脚气病是两种截然不同的疾病，那为何称呼却又如此大同小异？原来，因病从脚发而多见肿满，故称"脚气"。中医古籍中对脚气病疼痛、肿胀、无力与脚麻木等症状记载详细，与现代维生素 B_1 缺乏症内容大致相同，所以该病又称为脚气病。

19世纪，荷兰的艾克曼发现米糠对脚气病有治疗作用，但是却没有人能够真正解释清楚是米糠中的什么物质防治了脚气病。幸运的是，这个秘密不久后就被波兰生物化学家卡西米尔·冯克（Casimir Funk）揭开。1911年，他从米糠中提取和提纯了这种神秘物质，因其含有氨基结构，所以将其命名为"Vitamin"，这是将拉丁文的生命（Vita）和氨（-amin）缩写结合而创造的词，也就是我们今天所熟悉的维生素 B_1。随后，因为揭示了维生素对人体的重要性，霍普金斯与艾克曼共同获得了1929年诺贝尔生理学或医学奖。

第一节　诺贝尔奖的幕后故事

一、那年研究爪哇怪病，也许从一开始便都是错的

脚气病被发现和记载已有上千年的历史，在西方被称为"beriberi"。脚气病的大规模流行条件严苛，只有在特殊时期、特殊生活环境、特殊人群中才会广泛流行。在古代和近代的亚热带，由于饮食和生

活范围受限，大量被围城的军民、囚犯、苦力和长时间出海的海员都患上了严重的脚气病，引起活动不便、心力衰竭，严重者肌肉萎缩，全身器官衰竭，甚至造成死亡。这严重影响到位于印度尼西亚爪哇岛士兵的训练和作战。于是，荷兰殖民政府决定派出一个委员会前往当地去调查脚气病发生的原因，艾克曼便是团队中的一员。

彼时的艾克曼正在跟随大师罗伯特·科赫（Robert Koch）学习微生物学。那是微生物学最疯狂的时代，"细菌致病说"席卷全球。科赫不仅首次证明了一种特定微生物是特定疾病的病原体，阐明了特定细菌会引起特定疾病，而且第一次分离出炭疽杆菌、霍乱弧菌、结核杆菌等具有重大意义的传染病病原体。"科赫法则"的提出，更是像拥有了病原密码本一般，大量传染病病因被旋风般破译。为了确认一种微生物确实为该病的病原体，要进行科赫法则四步骤，它包括：① 在每一病例中都出现相同的微生物，并且在健康者体内不存在；② 要从宿主中分离出这种微生物，并在培养基中得到纯培养；③ 用这种微生物的纯培养接种健康而敏感的宿主，同样的疾病会重复发生；④ 从试验发病的宿主中能再度分离培养出这种微生物。在这种狂热氛围的影响下，再加上脚气病发病的周期性与特殊性，1886年被邀请前往爪哇岛的艾克曼和其他研究人员一样，都是怀揣着找到脚气病致病菌的目的去的。

二、实验存疑，陷入僵局，他说风雨中这点痛算什么？

通过8个月的研究，调查小组将从患病动物血液中提取得来的"细菌"培养物注入健康兔子和犬体内，兔子和犬随后都出现多发性神经炎的表现，其症状类似人类的脚气病。他们觉得自己的想法果然被得到证实，于是兴高采烈地带着研究成果回国了，只留下艾克曼一个人继续研究。但其实，他们对"致病菌"的研究并未完全成功，他们从患病动物血液中分离出细菌的原因，经后世分析，很可能是因为他们的实验消毒措施不到位的结果。艾克曼留下来进行重复实验，可结果却总是无一感染。他想要遵循"科赫法则"，却无论如何也无法分离出脚气病致病菌。问题好像并没有得到完全解决，脚气病是否真的是传染病？他对自己的实验结果感到困惑和不安，可"细菌致病说"的思维实在是根深蒂固，他只是觉得，或许之前的实验还存在缺陷。于是，他将实验对象换成鸡继续实验。

实验方法并未改变。给一部分鸡注射"细菌"培养物后，这些鸡意料之中地出现症状：最开始，表现为步态不稳；接着，患病鸡的膝关节和踝关节弯曲，行走困难，经常摔倒；在之后很短暂的时间内，鸡的肌肉从下方开始迅速麻痹，几天之内就严重恶化，呼吸困难，皮肤发绀，颈部向后弯，正是多发性神经炎的表现。但意料之外的是，另一部分作为对照并未进行注射的鸡，也出现多发性神经炎的症状。艾克曼大惊失色，觉得肯定是鸡群中发生了传染，于是在接下来的实验中，将两组鸡进行严格隔离，但所有的鸡还是都病了。艾克曼很是发愁，怀疑自己的实验室被细菌污染了，好不容易将实验室消了毒，连忙又找到新的实验场所进行无菌处理，再次实验。忙完这些后，让整个实验陷入僵局的怪事终于发生了——原实验室的病鸡竟然全部恢复了健康，新实验室的鸡也再没有患过病。这次，艾克曼所有的线索都断了。

三、歪打竟然正着，感谢"愤青"厨师

艾克曼在后来领取诺贝尔奖时的感言中提道："我的新厨师认为，不该把军方的米饭喂给民用的鸡。"正是这偶然间得知的"愤青"举动，才让艾克曼有了新灵感。从喂精米到又重新喂糙米的转折点前后，

正是这些鸡集体患病又集体康复的时间点。为了更彻底地检查饮食与疾病之间是否存在可能的关联，艾克曼随后进行了精心设计的喂养实验。他通过前后对比与联系，终于提取出这道压轴题的关键词——米糠。吃了带米糠的糙米，鸡就健康；吃了不带米糠的精米，鸡就生病。但直到这个时候，他还是无法舍弃他的细菌学理论。他认为，精米中存在致病菌，而米糠则有抑制致病菌的物质，他把这种物质取名为"抗脚气病因子"，并且发现了其具有水溶性。可是尽管实验如此成功，医学界还是无法认可艾克曼的结论，毕竟鸡是鸡，人是人，鸡的多发性神经炎一定就是人类的脚气病吗？所以说，还是需要临床试验佐证。

艾克曼开始与监狱合作。为了测试糙米对人类脚气病的预防和治疗效果，他说服一所监狱的管理者给犯人吃糙米，结果这所监狱原本得脚气病的犯人都恢复了健康。但如果要证明精米会导致脚气病的发生，就要拿犯人做实验，这不免有悖伦理。艾克曼只能放弃实验，转而进行流行病学的现况调查。他统计了爪哇岛及其附近岛屿所有监狱的数据，涵盖了不少于101所监狱，近30万犯人。结果发现，以精米为主食的监狱犯人脚气病发生率为2.6%，吃混合米的监狱犯人发病率只有0.2%，吃糙米的监狱犯人发病率则仅为万分之一。调查数据所显示的统计学差异十分显著。糙米中确实有对抗脚气病的物质。

不巧的是，当艾克曼想继续攻克难题时，却因为所患疟疾加重，只能回国休养。

四、打破固有逻辑，携手窥得脚气病真容

艾克曼走后，爪哇岛迎来了新人——赫里特·格林斯（Gerrit Grijns），接手艾克曼的工作。这位年轻人发散思维大胆分析，推测脚气病的病因也许从来就不是什么细菌，也不存在什么抑菌因子，或许

是食物中缺少了中枢神经系统新陈代谢所必需的物质。艾克曼在与格林斯的不断交流中也渐渐将思想放开，挣开枷锁，放弃了细菌学的执念，选择相信小众的营养学说。1906年，两人合作发表了一篇对后世影响巨大的论文，指出米糠中存在一种抗多发性神经炎因子，缺乏时会引起营养障碍性多发性神经炎。

后来，经过若干人的努力，这种隐姓埋名默默工作的物质终于被分离纯化，拥有了姓名——硫胺素，又名维生素 B_1，是维生素家族第一人。

受到艾克曼和格林斯的启发，1912年，霍普金斯在对营养缺乏症进行了深入研究后，公布了著名的人工饮食实验：以糖、脂肪、蛋白质和无机盐配制的人工膳食，不能使动物正常生长，而加入少量含有后来被证实存在的维生素的新鲜牛奶后，动物能够正常生长。人们意识到维生素是维持身体健康必不可缺的一类有机化合物，在本质上与蛋白质、脂肪、碳水化合物不同，需要量少但必须从食物中获得，当人体缺少时就会导致严重疾病。

基于以上一系列伟大的探索与发现，艾克曼与霍普金斯（图2-1）共同分享了1929年的诺贝尔生理学或医学奖。他们打开了整个维生素世界的大门，让20世纪成为维生素的世纪。

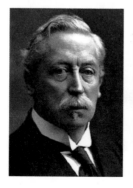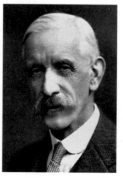

图2-1　艾克曼（左）和霍普金斯（右）

第二节　维生素B_1的作用机制

维生素B_1因其分子中含"硫"和"胺"，故又称硫胺素。维生素B_1是一种水溶性维生素，通过小肠时被吸收，在肝脏被磷酸化，经血转运到各组织器官，最终由尿排出，主要分布在肌肉，其次为心脏、大脑、肝脏、肾脏。维生素B_1的生物半衰期较短，如果膳食中缺乏维生素B_1，$1 \sim 2$周后其在人体中的含量就会降低，因此需要定期补充。

我们都知道，要维持人体正常功能，三大营养物质糖类、脂肪、蛋白质不可缺少，它们是身体能量的来源。能量不足，器官则无法正常运转，各系统产生功能障碍。糖是人体的主要能量来源，只能通过食物获取的维生素B_1，在人体内对糖代谢具有重要作用，是葡萄糖代谢的关键酶的辅助因子。关键酶在代谢途径中占据一席之地，决定了反应的速度和方向；而辅助因子像一个搬运工，可以将化学基团从一个酶转移到另一个酶上，对特定酶的活性发挥是必要的。不仅是维生素B_1，很多维生素及其衍生物都属于辅酶。

维生素B_1的磷酸化形式包括硫胺素一磷酸（TMP）、硫胺素焦磷酸（TPP）及硫胺素三磷酸（TTP），在人体中各形式均以不同数量存在，以TPP最为丰富，约占维生素B_1总量的80%。TPP是维生素B_1的主要活性形式，直接参与体内的生理反应，可以看作是人体能量代谢的辅助因子。糖类、脂肪酸和一些支链氨基酸的代谢，还有一些包括能合成DNA、RNA的核糖及还原型辅酶Ⅱ（NADPH）在内的细胞原料的有效合成，都需要依赖维生素B_1。这其中，有不得不提的四种关键性催化酶，它们是许多化学反应关键路径上的关键节点，都需要维生素B_1的参与才能维持正常的活性。

第一种，转酮醇酶（TK）。TK是磷酸戊糖途径的重要酶，TPP是其重要辅助因子。生物体内，戊糖磷酸途径除提供能量外，主要为合成代谢提供多种原料，如产生大量NADPH，为细胞各种合成反应提供还原剂，参与脂肪酸和固醇类物质的合成。一旦缺少维生素B_1，影响TK催化戊糖磷酸途径（图2-2），导致NADPH合成不足，磷脂类的合成也将受到影响，磷脂是细胞膜的重要成分，磷脂合成减少则影响髓鞘的完整性，出现脱髓鞘和轴索变性样改变，会导致视力下降、肢体无力、感觉异常等临床表现。

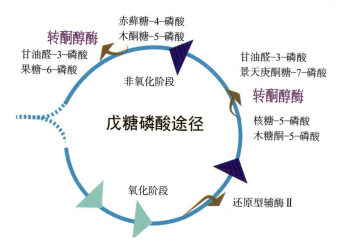

图2-2 戊糖磷酸途径：转酮醇酶参与其中的两个环节

第二种，丙酮酸脱氢酶（PDH）。作为一个合格的"道路指示牌"，PDH将葡萄糖酵解的产物丙酮酸一路指引到正确的"行驶方向"，转化为柠檬酸循环的初始原料，即乙酰辅酶A（图2-3）。维生素B_1的缺乏，会导致PDH活性不足。没有了"指示牌"的指引，丙

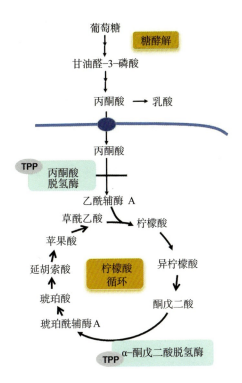

图2-3 丙酮酸脱氢酶将丙酮酸转化为乙酰辅酶A

酮酸就会"开错车道",无法进入柠檬酸循环彻底氧化,而是转化为乳酸。因为神经组织的主要能量来源于糖代谢,一旦引起大量乳酸堆积,神经组织供能不足,会引起神经炎症状,严重者会引起全身症状,可能导致患者意识障碍、昏迷,甚至死于心力衰竭。

第三种,α-酮戊二酸脱氢酶(KGDH)。KGDH是柠檬酸循环的一个关键酶。柠檬酸循环联系三大营养物质的代谢,是能量代谢的枢纽。维生素B₁缺乏,柠檬酸循环受阻,细胞缺乏能量甚至会发生凋亡。一系列调查表明,像阿尔茨海默病和帕金森病这类神经退行性疾病,都存在KGDH活性降低的情况。可想而知,维生素B₁的缺乏,会导致怎样严重的后果。

第四种，支链α-酮酸脱氢酶（BCKD）。BCKD是一种蛋白质酶，催化亮氨酸、异亮氨酸和缬氨酸的代谢，参与脂肪酸的代谢，影响人体中一些关键神经递质和胆固醇的合成。维生素B_1的缺乏，导致酶活性不足，造成支链氨基酸及其有害衍生物在体内积聚。

除了构成辅酶，维生素B_1还可以抑制胆碱酯酶水解乙酰胆碱。乙酰胆碱可传递神经冲动，尤其影响胃肠道、腺体等，有促进胃肠道蠕动和消化液分泌的作用。当维生素B_1缺乏时，乙酰胆碱大量被水解失活，导致胃肠蠕动变慢，消化液分泌减少，从而引起食欲不振，消化不良。因此，临床常用维生素B_1作为辅助消化药。

第三节　维生素B_1的医学应用

维生素B_1能维持正常糖代谢及神经、消化系统功能，临床中主要用于预防和治疗维生素B_1缺乏症，如脚气病、神经炎、消化不良等，并且经过多年实践，还发现了很多维生素B_1的新用途。

一、治疗脚气病

脚气病不是脚气。脚气，医学上称为足癣，是由真菌感染脚部皮肤引起的较常见的真菌性皮肤病，可见脚趾间水疱、脱皮、瘙痒等，使用抗真菌药物治疗通常能好转。脚气病是缺乏维生素B_1导致的营养代谢性全身性疾病，无传染性，多存在食欲不振、消化不良等表现，严重者可出现神经损伤、心力衰竭。脚气病常见于膳食营养摄入不足，食用精粮（精制米面、精制白砂糖）而不摄入粗粮，或由于手术、甲状腺功能亢进等高代谢疾病的原因，机体对维生素B₁需求量增加，还可见于患有维生素B₁吸收障碍性疾病人群和长期酗酒影响吸收代谢的人群。主要以改善饮食营养和口服补充维生素B₁为治疗方式，并结合症状进行对症治疗，得以帮助消化，改善精神状况，维持神经、肌肉、心脏活动正常。脚气病一般可分为干性脚气病、湿性脚气病、婴儿脚气病、脑-脚气病。

1. 干性脚气病

由维生素B₁缺乏引起的周围神经病变，称为干性脚气病。初期患者常烦躁不安，容易激动，往后的典型表现为上升性对称性周围神经炎，感觉和运动障碍，多从肢体远端的手指和脚趾起病，下肢多见。中枢神经系统中迷走神经受损最严重，其次为视神经、动眼神经等，可与韦尼克-科尔萨科夫综合征并存，表现为眼球震颤、严重记忆障碍等。

2. 湿性脚气病

湿性脚气病又称心血管脚气病，是由维生素B₁缺乏引起的心血管系统疾病，以心肌疾病为主。表现为水肿、右心室扩大，患者常有心悸、气短的感觉，如果不及时处理，可进展为急性心力衰竭，往往突然发生，十分危急，可在数小时或数天内死亡。

3. 婴儿脚气病

婴儿脚气病是由维生素B₁缺乏引起的婴幼儿心血管、神经系统病变，常发生于母乳中缺乏维生素B₁的2～5月龄婴儿或孕期缺乏维生素B₁导致的先天性脚气病，起病急。初期仅表现为食欲缺乏、烦躁不安；进展迅速，出现心跳加快，呼吸困难；晚期出现身体青紫、水肿、心力衰竭和强直性痉挛，这些症状出现后的1～2天患儿常突然死亡，抢救时间紧迫。为了防治轻度婴儿脚气病，可在母乳中掺杂米汤等富含维生素B₁的食物。

4. 脑-脚气病

脑-脚气病又称韦尼克-科尔萨科夫综合征，多见于长期酗酒人群。由于慢性酒精中毒，酒精中含有抗维生素B_1的物质，从而缺乏维生素B_1，引起精神病与神经系统病变。症状包括呕吐、眼球震颤、共济失调、意识障碍和昏迷，还有记忆力明显减退的特点，学习能力下降，不能获得新知识。患者可以在很短时间内发生精神异常，当及时补充维生素B_1后，神志会迅速恢复正常。

二、医学新用途

1. 防晕机、晕船、晕车

维生素B_1能降低人体前庭系统对旋转的敏感性，从而减轻晕机、晕船、晕车带来的冷汗、恶心、呕吐、头晕等不适。

2. 缓解牙科术后疼痛

如果患者拔牙后出现神经损伤或者消化不良，可以在医生的指导下使用维生素B_1进行治疗，能够促进神经修复，改善消化不良。

3. 辅助治疗带状疱疹

维生素B_1可以促进神经系统发育和正常工作，具有营养神经的作用，促进受损神经的恢复，对于治疗疱疹病毒侵犯神经出现的神经疼痛有一定的辅助作用。

4. 治疗慢性铅中毒

铅被人体吸收后，与细胞蛋白结合，抑制酶活性。而维生素B_1有复活酶的作用，促使铅排出，并且可以改善由于铅中毒导致的一些不良症状和周围神经病变，起到治疗铅中毒的作用。

5. 治疗失眠症

维生素B_1可降低大脑皮层的兴奋，对中枢神经起到稳定作用，从而在一定程度上辅助改善睡眠质量，降低睡眠中断和睡眠障碍的频率，还可以缓解焦虑和抑郁。

6. 解酒

维生素B_1在三大营养物质代谢中起到重要作用。饮酒后，酒精在人体内氧化产生热能时会消耗大量维生素B_1，使人感到食欲不振、软弱无力。如果在饮酒前后及时补充维生素B_1和葡萄糖水，会减轻很多不适症状。

7. 有利于发热、烧伤、慢性感染后的身体康复

维生素B_1适用于一些消耗性疾病如烧伤、发热、长期慢性感染的患者。以发热为例，人体在高热时会消耗大量维生素B_1，发热时间越长，维生素B_1消耗越多，导致患者精神萎靡、疲惫不堪。因此，高热后要及时补给维生素B_1，有利于康复。

8. 治疗婴幼儿腹泻

腹泻时，维生素B_1摄入减少而排出增加，加重体内维生素B_1缺失，使胃肠道功能发生障碍。补充维生素B_1不仅能促进糖代谢，增加供能，而且能防止腹泻引起的酸中毒等并发症。

既然维生素B_1有如此多的应用，对人体的健康又有十分重要的意义，那么我们在日常生活中，如何才能正确补充维生素B_1呢？

维生素B_1广泛存在于天然食物中，主要存在于谷类表皮和胚芽内，其次是干果类、豆类，如葵花籽仁、花生、大豆，这些食物中维生素B_1的含量都非常丰富。在动物内脏（尤其是心、肾）、瘦肉、蛋、绿叶菜中也含有很多维生素B_1。但是往往很多时候，尽管我们已经有意识地多食用这些食物，却还是不能有效地补充维生素B_1。这是因为，维生素B_1在食物中的含量很容易受到收获、储存、烹调、加工方式的影响——由于谷类表皮部分含量更高，故米、面碾磨不宜过度，以免造成维生素B_1的大量损失；并且，维生素B_1作为水溶性维

生素，具有易溶于水且在碱性条件下易受热分解的特性。在水果、蔬菜的清洗、烫漂和沥滤期间均有损失，不建议高温烹调，更不建议过分淘米。另外，一些鲜鱼、甲壳类动物体内含有硫胺素酶，应加热处理后食用，生吃会造成一同摄取的其他食物中的维生素B_1损失，因此"生吃鱼，活吃虾"既不卫生也不科学，还容易感染寄生虫。

能够做到以上几点，大多能够充分补充维生素B_1。但是对于一些特殊人群，还有额外的注意事项。

第一，在妊娠、哺乳期的女性需要补充大量的维生素B_1。

第二，抽烟、喝酒、嗜糖的人群要增加维生素B_1的摄取量。长期抽烟、喝酒损害身体健康，影响维生素B_1的吸收和代谢。砂糖摄入多的人，糖代谢时对维生素B_1这种必需品的需求量更大。

第三，如果有饭后服用胃酸抑制剂的习惯，会丧失在餐中摄取的维生素B_1，需及时补充。

第四，经常处于紧张状态且容易焦虑的人，或者处于生病、术后的人群，不仅要补充维生素B_1，而且需要所有B族维生素，即服用复合维生素B。B族维生素之间有协同作用，一次性摄取全部B族维生素要比分别摄取效果更好。

第五，喜欢喝茶和咖啡的人群也要注意补充维生素B_1。茶和咖啡含有多羟基酚，会通过氧化还原反应使维生素B_1失活，长期饮用可能造成维生素B_1缺乏。

额外补充维生素B_1后，有些人还会担心是否会过量摄入而中毒。由于维生素B_1很容易从肾脏排出，即使摄入过量也不必过于担心，因此罕见中毒报告。只有短时间服用超过推荐摄入量100倍以上的剂量，即每天超过110～120毫克时，才可能出现头痛、抽搐、麻痹、心律失常和过敏反应等症状。

由此可知，维生素B_1和其他任何维生素一样，因为是维持人体生命活动的必需有机物，所以才叫维生素。由于人体不能合成，必须由食物供给，即使体内含量很少，在人体生长、代谢、发育过程中也发挥着重要作用。因此，生活中的人们应当注意合理膳食，选择性地补充维生素，同时也要适量运动，才能维持身体健康。

参考文献

张丰，张振明，杨德红，等.追昔抚今话VB₁——脚气病的克星[J].大学化学，2020(11): 110-114.

中华医学会.维生素矿物质补充剂在疾病防治中的临床应用：专家共识-维生素B₁[J].中华临床营养杂志,2014,22(3):191-192.

Calderón-Ospina C A, Nava-Mesa M O. B Vitamins in the nervous system: Current knowledge of the biochemical modes of action and synergies of thiamine, pyridoxine, and cobalamin[J]. CNS Neurosci Ther. 2020, 26(1):5-13.

Christiaan Eijkman Biographical[EB/OL]. [2024-09-13]. https://www.nobelprize.org/prizes/medicine/1929/eijkman/biographical/.

Sir Frederick Hopkins Biographical[EB/OL]. [2024-09-13]. https://www.nobelprize.org/prizes/medicine/1929/hopkins/biographical/.

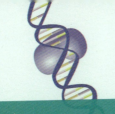

第三章
青霉素——开启抗生素治疗新纪元

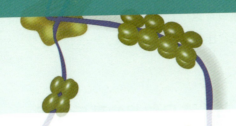

亚历山大·弗莱明（Alexander Fleming）在1928年发现了青霉素，这是一种具有强大杀菌作用的真菌代谢产物，能够治疗多种细菌感染。弗莱明因此于1945年与霍华德·弗洛里（Howard Florey）和恩斯特·钱恩（Ernst B. Chain）共同获得了诺贝尔生理学或医学奖，他们的研究成果使得这种抗生素在第二次世界大战期间广泛应用于伤员救治，挽救了无数生命。

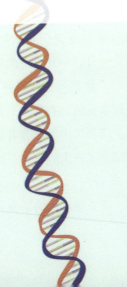

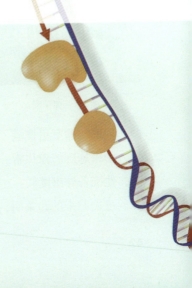

在人类与疾病的漫长斗争中，青霉素的发现无疑是一座里程碑。它的发现，不仅彻底改变了人类对抗细菌感染的方式，更拯救了无数生命。青霉素的发现与普及过程中，还涉及科学家们的坚持、竞争与合作，昭示科学研究合作与共享的重要性。

第一节　诺贝尔奖的幕后故事

一、青霉素的发现

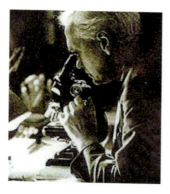

图3-1　弗莱明

弗莱明从小就对科学充满了浓厚的兴趣，这种热情最终引领他走进了医学的殿堂。弗莱明在伦敦的圣玛丽医院接受了医学教育，并在之后成为了一名杰出的细菌学家（图3-1）。

1928年的夏天，弗莱明正在进行着他日复一日、平凡无奇的细菌培养实验。当时，弗莱明正在研究葡萄球菌，这是一种常见的，有时甚至是致命的细菌。他的实验室里摆满了培养皿，每个培养皿中都培养着葡萄球菌菌落，密密麻麻。像往常一样，弗莱明结束了一天的工作，后边一段时间，他准备外出度假。

度假归来的弗莱明，走进实验室，准备继续他的研究。当他逐一检查那些培养皿时，一个异常的现象引起了他的注意。在其中一个培养皿中，葡萄球菌菌落周围出现了一圈清晰的空白区域，仿佛是被什么神秘力量所清除。这个现象在其他满是葡萄球菌的培养皿中显得尤为突兀。

弗莱明的科学直觉告诉他，这绝非偶然。他立刻对这个异常的培养皿进行了仔细的观察和分析。经过一系列的实验和验证，他发现，造成这种现象的"元凶"竟然是一种霉菌。这种霉菌在生长过程中分泌出了一种物质，这种物质能够抑制葡萄球菌的生长，甚至将其杀死。

这个发现让弗莱明激动不已。他意识到，这种霉菌及其分泌的物质，有可能成为一种全新的抗菌药物，用于治疗那些由葡萄球菌等细菌引起的感染性疾病。于是，他开始了对这种霉菌及其抗菌物质的深入研究。

弗莱明最初的实验旨在确认这种霉菌对葡萄球菌的抑制作用是否具有普遍性。他准备了多个含有不同葡萄球菌的培养皿，并在其中一些培养皿中接种了这种霉菌。结果发现，接种了霉菌的培养皿中，葡萄球菌的生长都受到了明显的抑制。这表明，这种霉菌具有广泛的抗菌作用。

为了进一步了解这种抗菌作用的具体机制，弗莱明开始尝试从霉菌中提取抗菌物质。经过多次尝试和优化提取方法，他终于成功地从霉菌中分离出了纯净的青霉素。这一成果为后续的化学分析和结构鉴定奠定了基础。

接下来，弗莱明对青霉素进行了详细的化学分析。通过一系列复杂的化学反应和谱图解析，他逐渐揭示了青霉素的化学结构和性质。这些发现不仅增进了人们对青霉素抗菌机制的理解，还为后续的合成与应用提供了重要的指导。

除了对抗菌机制和化学结构的探索外，弗莱明还非常关注青霉素的安全性。他进行了一系列动物实验，观察青霉素在不同动物体内的毒性反应。结果表明，青霉素对哺乳动物的毒性极低，这为其日后的临床应用提供了重要保障。同时，这些实验也为青霉素的剂量确定和用药方案提供了依据。

青霉素的早期实验与研究成果不仅在学术界引起了广泛关注，也为医学界带来了新的希望。在此之前，许多常见的细菌感染性疾病都缺乏有效的治疗手段。青霉素的出现填补了这一空白，为人类提供了一种全新的、更有效的抗菌药物。在随后的临床试验中，青霉素表现出了惊人的疗效，挽救了无数患者的生命。

尽管青霉素的潜力巨大，但在当时，它并没有立即引起医学界的广泛关注。直到第二次世界大战期间，青霉素的大规模生产和应用才真正开始。这种神奇的药物在战场上拯救了无数士兵的生命，也改变了整个战争的格局。

回顾青霉素的早期实验与研究成果，我们不禁为弗莱明及其团队的智慧和努力所折服。他们通过一系列精心设计的实验，逐步揭示了青霉素的抗菌奥秘，并为其日后的临床应用奠定了坚实的基础。

弗莱明因其杰出的科学贡献，被誉为"青霉素之父"。然而，他始终保持着谦逊和低调，坚称自己只是大自然的"小助手"。他的这种谦逊和专注，使得他能够在科学的道路上走得更远，为人类健康事业做出更大的贡献。

二、青霉素的研发与应用

第二次世界大战期间，战争带来的创伤和恶劣的环境条件，使得感染性疾病成为战场上的"隐形杀手"。在这样的背景下，青霉素的大规模生产与应用显得尤为重要。美国、英国等国家的科研机构和企业迅速投入青霉素的研发与生产中，以满足战场的迫切需求。

青霉素的生产过程复杂而精细，需要严格控制温度、湿度和酸碱度等条件。在科学家们的努力下，青霉素的产量逐渐提升，为战场上的伤员提供了宝贵的救治机会。青霉素的应用范围也逐渐扩大，从最初的战地医院推广到后方的民用医疗机构，使得更多的人能够受益于这一神奇药物。

青霉素所产生的抗菌效果在当时是一种革命性的研究成果。它能够有效地杀灭或抑制多种常见的病原菌，如葡萄球菌、链球菌等。在青霉素问世之前，这些病菌引起的感染往往难以治愈，甚至会导致患者截肢或死亡。而青霉素的出现，使得许多原本致命的感染性疾病得以治愈，大大提高了伤员的存活率。

在战场上，伤员因感染而死亡的比例很高，这严重影响了军队的士气和战斗力。而有了青霉素的保驾护航，伤员得到了及时有效的治疗，能够更快地康复并重返战场。这无疑为盟军的胜利提供了有力的保障。

第二次世界大战结束后，青霉素的普及和应用并没有停止。相反，它逐渐成为全球范围内广泛使用的抗菌药物。青霉素的发现和应用，不仅推动了医学的进步，更为人类的健康事业做出了巨大的贡献。

青霉素的普及，使得许多原本致命的感染性疾病得到了有效的治疗，大大降低了患者的死亡率，提高了人们的生活质量。同时，青霉素的出现也促进了其他抗菌药物的研发和应用，形成了今天丰富多彩的抗生素家族。

然而，青霉素的广泛应用也带来了新的挑战。一些细菌对青霉素产生了耐药性，这成为了当前医学面临的一大难题。但无论如何，青霉素在人类医学史上的地位是不可替代的。它拯救了数百万人的生命，推动了医学的进步，为人类健康事业的发展奠定了坚实的基础。

三、诺贝尔奖的争议与幕后故事

在科学史上，青霉素的发现与应用无疑是一座丰碑。而在这座丰碑的背后，刻着三位巨匠的名字：弗莱明、弗洛里和钱恩。他们三人在青霉素的研究中都做出了杰出的贡献，但也经历了不少纷争。而他们的纷争与合作，最终都在诺贝尔奖的光环下得到了和解与肯定。

1. 弗莱明：青霉素的奠基人

生物学家弗莱明是青霉素研究的奠基人。1928年，他在一次实验中意外发现了青霉素的抗菌作用。他观察到一种霉菌能够杀死周围的葡萄球菌，经过深入研究，他确定了这种霉菌产生的物质——青霉素，具有强大的抗菌能力。弗莱明的发现为后来的青霉素研究与应用奠定了坚实的基础。

2. 弗洛里与钱恩：青霉素的工业化生产与应用

弗莱明的发现并没有立即引起医学界的广泛关注。10多年后，弗洛里和钱恩使青霉素的研究与应用走上了快车道（图3-2）。弗洛

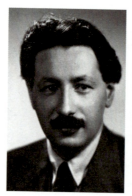
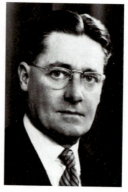

图3-2 钱恩（左）和弗洛里（右）

里是一位英国病理学家，他对青霉素的研究充满了热情。在他的领导下，研究团队成功地从霉菌中提取出了青霉素，并进行了动物实验，证实了青霉素对多种细菌具有强大的杀灭作用。而钱恩，作为一位德国出生的生物化学家，他在青霉素的提纯和工业化生产方面做出了杰出的贡献。在他的努力下，青霉素得以大规模生产，并广泛应用于临床。

3. 纷争与合作：诺贝尔奖评选背后的角力

然而，在青霉素的研究与应用过程中，三位巨匠之间也产生了一些纷争。弗莱明认为自己是青霉素的发现者，理应获得最多的荣誉；而弗洛里和钱恩则认为，没有他们的努力，青霉素的研究与应用不可能取得如此巨大的成功。这些纷争在诺贝尔奖的评选过程中达到了高潮。最初，诺贝尔委员会只打算将奖项授予弗莱明一人。但经过深入调查和评估，诺贝尔委员会认为弗洛里和钱恩的贡献同样不可忽视。最终，在1945年，诺贝尔生理学或医学奖被授予了弗莱明、弗洛里和钱恩三人，以表彰他们在青霉素研究与应用方面的杰出贡献。

4. 共同获奖的意义与影响

共同获奖无疑是对三位科学家各自贡献的肯定，也是对他们之间纷争的和解。共同获奖不仅彰显了青霉素研究的历史地位和价值，也激励了后来的科学家们在科学研究中更加注重合作与共享。总的来说，弗莱明、弗洛里和钱恩三人在青霉素研究中的贡献是不可磨灭的。他们的纷争与合作，共同构成了科学史上一段独特而珍贵的篇章。而他们的共同获奖，更是对这段历史的最好见证与诠释。

第二节　青霉素的作用机制

青霉素的作用机制对医学意义重大，它揭示了药物如何有效攻击细菌，为抗感染治疗提供了科学基础。通过深入了解青霉素的作用方式，医学界能够不断改进治疗方案，开发新药物，以应对日益严重的耐药性问题，保障人类健康。

一、青霉素的作用机制揭秘

1. 青霉素识别并攻击细菌

青霉素的抗菌作用，主要是通过抑制细菌细胞壁的合成来实现的。细菌细胞壁是细菌外层的一层坚硬结构，它不仅维持着细菌的形状，还保护细菌免受外界环境的侵害。而青霉素恰恰能够瞄准细菌细胞壁合成的关键环节，给予致命一击（图3-3）。

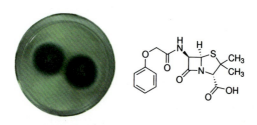

图3-3　培养皿中的青霉素及其化学结构

2. 青霉素与细菌细胞壁的"亲密接触"

要理解青霉素如何与细菌细胞壁合成酶结合，首先需要知道，细菌细胞壁的合成是一个复杂的过程，其中涉及多种酶的作用。青霉素分子具有一种特殊的结构，能够与这些酶紧密结合，从而阻断它们的活性。具体来说，青霉素会与目标酶——转肽酶的活性位点结合，形成一个稳定的复合物。这种结合阻止了转肽酶正常参与细胞壁合成的过程，导致细菌无法构建完整的细胞壁（图3-4）。

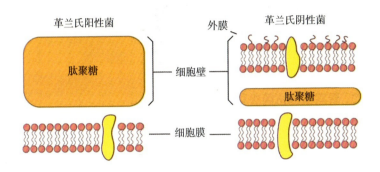

图3-4　青霉素会与转肽酶结合，影响细胞壁的重要组成成分肽聚糖的合成

　　这种"亲密接触"之所以具有高度的选择性，是因为青霉素分子与细菌细胞壁合成酶的结合是特异性的，它只针对细菌，而不影响人类或其他动物细胞的正常生理功能。这也是青霉素作为抗菌药物的一大优势。

　　3. 细菌细胞壁的崩溃与死亡

　　当青霉素成功与细菌细胞壁合成酶结合后，细菌的细胞壁合成过程就会受到严重干扰。随着时间的推移，细菌细胞壁逐渐变得薄弱，无法维持正常的细胞形态和功能。最终，细胞壁会发生破裂，导致细胞内容物流失，细菌因此死亡。

　　青霉素的这种作用机制，使得它能够有效对抗许多常见的病原菌，如葡萄球菌、链球菌等。这些细菌在青霉素的作用下，无法合成完整的细胞壁，从而失去对宿主的侵害能力。

然而，值得注意的是，青霉素并不是万能的。随着抗生素的广泛使用，一些细菌逐渐产生了耐药性，它们能够通过改变细胞壁合成酶的结构或表达水平来逃避青霉素的攻击。这也是当前医学面临的一大挑战。

总的来说，青霉素的作用机制是一场微观世界的抗菌战。它通过精准地识别并攻击细菌细胞壁合成的关键环节，使细菌失去生存能力。但在这场战争中，人类仍需警惕耐药性的威胁，不断探索新的抗菌策略。

二、青霉素的抗菌谱和局限性

1. 青霉素的抗菌谱

青霉素主要对革兰氏阳性菌表现出强大的抗菌活性。这类细菌包括常见的葡萄球菌、链球菌、肺炎球菌等，它们在青霉素的作用下往往难以抵抗，迅速被杀灭或抑制。这使得青霉素成为治疗许多感染性疾病，如肺炎、败血症、皮肤软组织感染等的有力武器。

具体来说，青霉素通过干扰细菌细胞壁的合成来发挥抗菌作用。它能够紧密结合细菌细胞壁合成过程中的关键酶，从而阻断细胞壁的构建，导致细菌因细胞壁缺损而死亡。这一机制使得青霉素对革兰氏阳性菌尤为有效，因为这类细菌的细胞壁较厚，并且合成过程中依赖于青霉素所针对的酶。

2. 青霉素的局限性

青霉素并非万能药。它对于革兰氏阴性菌和一些特殊类型的细菌，如厌氧菌、结核分枝杆菌等，往往表现出较弱的抗菌效果甚至无效。这是因为这些细菌的细胞壁结构、代谢途径与青霉素的作用机制不匹配，导致青霉素难以发挥其抗菌作用。

更为严重的是，随着青霉素的广泛应用，一些原本对其敏感的细菌逐渐产生了耐药性。这种耐药性的产生，通常是由于细菌基因突变或通过基因水平转移获得了能够抵抗青霉素的基因。这些耐药基因编码的酶能够降解青霉素分子，使其失去抗菌活性；或者改变细菌细胞壁的结构，使青霉素无法结合目标酶。耐药性的出现和传播，使得青霉素在某些地区和人群中对于某些细菌的感染治疗变得不再有效。

为了应对青霉素的局限性，科学家们不断研发新的抗生素以拓宽抗菌谱，并尝试通过联合用药、改变给药方式等手段来克服耐药性。然而，耐药性问题依然严峻，全球范围内都在呼吁合理使用抗生素，以减少耐药性的产生和传播。

第三节　青霉素的医学应用

一、青霉素在临床领域的广泛应用

青霉素主要针对革兰氏阳性菌表现出强大的抗菌活性，这类细菌包括葡萄球菌、链球菌等常见病原菌。青霉素通过干扰细菌细胞壁的合成来发挥抗菌作用，使细菌失去保护，最终死亡。这一机制使得青霉素在治疗多种感染性疾病中发挥着重要作用。

1. 呼吸系统感染

青霉素从诞生起，便与"救命药"紧密地联系在一起。在众多抗生素中，青霉素以其独特的抗菌机制和广泛的应用范围，成为了医学领域中的一颗璀璨明珠。而在青霉素的众多用途中，治疗呼吸系统感染无疑是其最为常见的。

呼吸系统感染，顾名思义，是指我们的呼吸道被细菌、病毒等微生物侵入后所引发的炎症性疾病。呼吸道作为人体与外界环境进行气体交换的重要通道，其黏膜表面经常受到各种微生物的侵袭。当这些微生物突破呼吸道的防御屏障并大量繁殖时，就会引发感染。其中，肺炎、支气管炎和扁桃体炎是我们经常听说的几种疾病。

这些呼吸系统感染的"罪魁祸首"往往是葡萄球菌、链球菌等细菌。它们通过飞沫、空气传播等途径进入我们的呼吸道，并在黏膜表面或深层组织中繁殖。这些细菌在繁殖过程中会释放有害物质，如毒素、酶、小分子蛋白质等，导致呼吸道黏膜受损，引发炎症反应。患者常常会出现咳嗽、发热、呼吸困难等症状，严重时甚至可能危及生命。

而青霉素的出现，无疑为呼吸系统感染的治疗带来了革命性的突破。青霉素属于β-内酰胺类抗生素，其独特的抗菌机制使得它能够迅速识别并锁定葡萄球菌、链球菌等细菌。青霉素通过干扰细菌细胞壁的合成来发挥抗菌作用，破坏细菌细胞壁的完整性，导致细菌失去保护并最终死亡。这一过程迅速而有效，能够在短时间内大量减少细菌数量，从而控制感染的发展。

青霉素在治疗呼吸系统感染时疗效显著。它不仅能够迅速缓解症状，如咳嗽、发热等，还能从根本上杀灭细菌，防止病情恶化。更重要的是，青霉素能够缩短病程，降低出现并发症的风险。对于那些年老体弱、免疫力低下的患者来说，青霉素的应用更是如同雪中送炭，挽救了无数生命。

除了直接杀灭细菌外，青霉素还能够通过调节人体免疫功能来增强机体的抵抗力。在感染过程中，人体免疫系统会启动一系列复杂的反应来对抗细菌。而青霉素的应用能够协助免疫系统更好地发挥作用，促进炎症的消退和组织的修复。在没有青霉素的时代，很多呼吸系统感染的患者因为病情恶化而失去了生命。而现在，有了青霉素的助力，我们能够更加有效地对抗这些疾病，保障人们的健康。

2. 皮肤感染

皮肤作为人体最大的器官，是我们与外界环境之间的第一道屏障。然而，它时常会受到各种微生物的侵袭，其中金黄色葡萄球菌等细菌就是常见的"破坏者"。当这些细菌侵入我们的皮肤并大量繁殖时，就会引发诸如疖、痈、蜂窝织炎等皮肤软组织感染。这些感染不仅会带来红肿、疼痛等症状，严重时还可能影响我们的日常生活。

在皮肤感染的治疗中，青霉素的应用尤为广泛。当细菌侵入皮肤并引发感染时，青霉素能够迅速锁定这些细菌并破坏它们的细胞壁。随着细菌数量的减少，感染部位的红肿、疼痛等症状也会逐渐减轻。此外，青霉素还能促进伤口的愈合，帮助皮肤恢复健康状态。

青霉素的治疗效果不仅体现在症状的缓解上，更重要的是它能够挽救患者的生命。在青霉素问世之前，许多皮肤感染的患者因病情恶化而失去了生命。而现在，有了青霉素的帮助，我们能够更加有效地对抗这些感染，保障人们的生命安全。

除了药物治疗外，预防皮肤感染的发生同样重要。我们可以通过保持皮肤清洁、避免损伤和及时处理伤口等措施来降低感染的风险。同时，加强锻炼、提高免疫力也是预防感染的有效手段。

总之，青霉素在治疗皮肤感染时发挥了重要作用。它是守护我们皮肤健康的勇士，为我们提供了与细菌抗争的有力武器。

3. 败血症

败血症，这一名字听起来就让人不寒而栗。它是一种严重的全身性感染疾病，当细菌侵入我们的血液并大量繁殖时，就会引发这一致命的疾病。这些细菌在血液中释放毒素，导致出现全身中毒症状，如高热、寒战、心率加快、呼吸急促，甚至休克和器官衰竭。败血症的病情发展迅速，如果不及时治疗，患者的生命将受到严重威胁。

然而，在青霉素这一神奇药物的帮助下，败血症的治疗取得了重大突破。青霉素能够迅速控制败血症的发展，它通过干扰细菌细胞壁的合成来发挥抗菌作用。当青霉素进入血液后，它会迅速锁定并攻击那些正在繁殖的细菌。青霉素与细菌细胞壁上的特定成分结合，破坏细胞壁的完整性，导致细菌失去保护并最终死亡。这一过程迅速而有效，能够在短时间内大量减少血液中的细菌数量。

随着细菌数量的减少，它们释放的毒素也会相应减少。青霉素的这一作用不仅缓解了患者的中毒症状，还为身体提供了宝贵的时间来修复受损的组织和器官。在青霉素的治疗下，患者的体温逐渐恢复正常，心率和呼吸也趋于平稳。随着病情的改善，患者的生命得以挽救。

然而，青霉素并不是万能的。在使用青霉素治疗败血症时，医生需要根据患者的具体情况和细菌的种类来选择合适的药物剂量和治疗方案。此外，由于细菌耐药性的产生，有时需要联合使用其他抗生素来增强治疗效果。因此，在治疗败血症时，医生的专业知识和经验也至关重要。

二、应对耐药性的挑战

随着细菌耐药性的不断增加，传统青霉素的疗效逐渐下降，这促使科学家们不断进行新型青霉素的研发工作及探索与其他抗菌药物的联合应用策略。

1. 新型青霉素的研发

新型青霉素的研发主要集中在增强抗菌活性、拓宽抗菌谱和降低耐药性三个方面。

（1）增强抗菌活性：通过改变青霉素的分子结构，科学家们合成了一系列衍生物，这些衍生物在保留青霉素基本结构的同时，增强了其对细菌的杀灭能力。例如，通过引入不同的侧链基团，可以改变青霉素与细菌细胞壁的结合能力，从而提高抗菌效果。

（2）拓宽抗菌谱：传统青霉素主要对革兰氏阳性菌有效，而对革兰氏阴性菌和部分耐药菌的效果较差。新型青霉素的研发致力于拓宽其抗菌谱，使其能够对抗更多种类的细菌。这通常是通过在青霉素分子中引入新的功能团或改变其空间构型来实现的。

（3）降低耐药性：细菌对青霉素的耐药性是一个全球性的问题。新型青霉素的研发也注重降低细菌产生耐药性的风险。一种策略是开发能够破坏细菌耐药机制的青霉素衍生物，另一种策略是设计能够与细菌多个靶点同时作用的青霉素类药物，从而降低细菌通过单一突变产生耐药性的可能性。

2. 与其他抗菌药物的联合应用

由于细菌耐药性的复杂性，单一使用青霉素往往难以达到理想的治疗效果。因此，与其他抗菌药物的联合应用成为了一种重要的治疗策略。

（1）协同作用：某些抗菌药物与青霉素联合使用时，可以产生协同作用，即两种药物同时使用时的抗菌效果大于它们单独使用时的疗效。这种协同作用可以显著提高疗效，缩短病程，并减少细菌产生耐药性的风险。

（2）拓宽抗菌谱：通过将青霉素与其他种类的抗菌药物联合使用，可以拓宽抗菌谱，覆盖更广泛的细菌种类。这对于治疗混合感染或未知病原体引起的感染具有重要意义。

（3）减少毒副作用：某些抗菌药物单独使用时可能产生较大的毒副作用，而与青霉素联合使用时可以减少这些毒副作用。这是因为两种药物可以相互补充，降低各自的使用剂量，从而减少不良反应的发生。

（4）延缓耐药性的产生：通过联合使用不同作用机制的抗菌药物，可以延缓细菌产生耐药性的速度。这是因为细菌需要同时突变多个基因才能对多种药物产生耐药性，这大大降低了细菌耐药性的产生概率。

总之，新型青霉素的研发及与其他抗菌药物的联合应用是应对细菌耐药性的重要策略。通过不断探索和创新，我们有望在未来开发出更加高效、安全、广谱的抗菌药物，为人类健康保驾护航。

三、青霉素的未来发展前景

首先，我们可以预见的是，青霉素的结构改造和优化将成为研究的重点。为了应对不断出现的耐药细菌，科学家们需要设计出新型青霉素衍生物，这些衍生物不仅保留了青霉素的抗菌活性，还能够有效地规避细菌的耐药机制。通过改变青霉素的分子结构，引入新的功能基团，或者与其他药物进行联合，可以创造出更加强大、广谱的抗菌药物，以满足临床治疗的需求。

其次，青霉素在个体化治疗中的应用也将得到进一步的拓展。随着精准医疗的兴起，人们对于药物治疗的要求也越来越高。青霉素作为一种广谱抗生素，虽然对大多数细菌都有效，但并不适用于所有患者。未来，科学家们有望通过基因检测、代谢组学等手段，精确地判断患者对青霉素的敏感性和耐药性，从而为患者提供更加个性化的治疗方案。

再次，青霉素在新型给药系统中的应用也备受关注。传统的青霉素给药方式往往是通过口服或注射，这种方式不仅给患者带来不便，还容易导致药物在体内的分布不均和代谢过快。为了解决这些问题，科学家们正在研究各种新型给药系统，如纳米药物、微球、脂质体等，这些系统可以将青霉素包裹在内部，通过靶向输送的方式将药物准确地送达到感染部位，提高药物的治疗效果和安全性。

此外，青霉素在预防医学和公共卫生领域的应用也不容忽视。青霉素作为一种有效的抗菌药物，不仅可以用于治疗已经发生的感染，还可以通过预防性使用来降低感染的发生风险。例如，在手术前、侵入性操作后或高危人群中预防性使用青霉素，可以有效地减少术后感染、败血症等严重并发症的发生。

最后，青霉素的未来发展还面临着许多挑战和限制。如何平衡青霉素的抗菌效果和毒副作用，如何降低细菌对青霉素的耐药性，如何开发出更加经济、高效的生产工艺等问题都需要科学家们进行深入的研究和探索。但无论如何，青霉素作为医学史上的里程碑式药物，其未来仍然充满了无限的可能和希望。我们有理由相信，青霉素将继续为人类健康事业做出更加卓越的贡献。

参考文献

王丹, 宋传敏, 艾伟昌, 等.细菌耐药性机制及其对策 [J].郑州牧业工程高等专科学校学报, 2006, 26(3): 32–34.

王劝维.分析当下新抗生素的开发与发展前景 [J].科技信息, 2012(17): 480, 491.

Ernst B. Chain Facts[EB/OL]. [2024–06–15]. https://www.nobelprize.org/prizes/medicine/1945/chain/facts/.

Fleming A. On the Antibacterial Action of Cultures of a Penicillium, with Special Reference to their Use in the Isolation of B. influenzae bacillus[J]. The British Journal of Experimental Pathology, 1929, 10(3): 226–236.

Rice L B, Eliopoulos G M. An Updated History of Antimicrobial Agents and Chemotherapy: 2000–2020[J]. Antimicrobial Agents and Chemotherapy, 2021, 65(3): e02295–20.

Sir Howard Florey Facts [EB/OL]. [2024–06–15]. https://www.nobelprize.org/prizes/medicine/1945/florey/facts/.

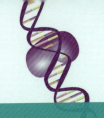

第四章
链霉素——第一个有效对抗结核病的抗生素

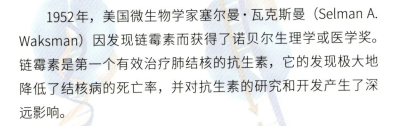

1952年，美国微生物学家塞尔曼·瓦克斯曼（Selman A. Waksman）因发现链霉素而获得了诺贝尔生理学或医学奖。链霉素是第一个有效治疗肺结核的抗生素，它的发现极大地降低了结核病的死亡率，并对抗生素的研究和开发产生了深远影响。

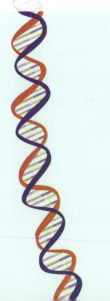

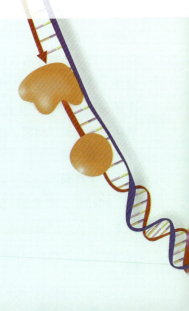

链霉素的发现在人类战胜结核病的历史上具有里程碑式的意义。当时作为"超级神药"的青霉素被发现后，很多感染性疾病被攻克，可它偏偏对结核分枝杆菌束手无策，导致结核病长期霸占人类死因榜首，这样的局面直到链霉素的发现才得以改善。链霉素的发现者——美国著名微生物学家瓦克斯曼，在1952年获得诺贝尔生理学或医学奖。

第一节　诺贝尔奖的幕后故事

一、链霉素的发现究竟算谁的?

1. 庞大的计划

长期以来，人们注意到细菌在土壤中会被迅速杀死，瓦克斯曼长期从事土壤微生物研究并坚信能从土壤微生物中分离出抗细菌的物质。可筛选土壤中存在的抗菌物质犹如大海捞针，绝非一人之力可以胜任。成为教授后，瓦克斯曼开始带领学生进行系统研究，对1万多个菌株进行筛选，并在1940年和1942年分别分离出了两种抗生素：放线菌素和链丝菌素。遗憾的是，这两种抗生素都因为毒性太大无法在临床上使用。

2. 幸运的人

1942年，艾伯特·萨兹（Albert Schatz）成为瓦克斯曼的博士研究生。不久，萨兹应征入伍，到一家军队医院工作。1943年6月，萨兹因病退伍，又回到了瓦克斯曼实验室继续读博士。萨兹是一位聪明的学生，也肯吃苦。1943年10月，萨兹在筛选了几百种放线菌后，非常幸运地从土壤样本中分离出链霉素菌株，这种霉菌培养之后生长出了灰绿色的放线菌类，它不但能杀死葡萄球菌，而且对革兰氏阴性菌也有很强的杀伤力。要知道，当时作为"超级神药"的青霉素对革兰氏阴性菌可是无能为力的。

萨兹把研究成果报告给老师瓦克斯曼后，瓦克斯曼将这种抗生素命名为链霉素，萨兹希望继续研究如何获得链霉素，而瓦克斯曼希望研究它对结核病的传染起什么作用。最后，师生两人互相妥协，瓦克斯曼为萨兹提供了一间地下室及相应的实验设备，但是因为结核分枝杆菌的传染性，要求实验期间萨兹不许出地下室。

萨兹冒着被感染的危险，把自己关进阴暗的地下实验室，夜以继日地奋战，他的妻子每天中午通过实验室气窗给他送午饭。几个星期后，他证实了这种新的抗生素可以抑制结核分枝杆菌的生长：凡是加了链霉素的结核分枝杆菌样品没有一个菌体出现，而在对照组中则长出密集的菌体。

萨兹为了对链霉素进行浓缩，早日证实这种药物对动物及人体的效果，也更加忘我地工作。他在地下室一天工作18个小时，为了实验室设备能连续运转，晚上，他就裹着两个破旧的毯子在实验室的地板上睡觉。

皇天不负有心人，师徒二人在《实验生物学和医学协会会刊》上刊登了两篇论文，指出了链霉素对革兰氏阳性菌和革兰氏阴性菌的作用，尤其是对肺结核的治疗作用。1946年，萨兹完成学业离开罗格斯大学，临走时应瓦克斯曼要求将发现链霉素的专利权转让给校方。1948年9月21日，美国专利局向瓦克斯曼、萨兹颁发了"链霉素及其制备工艺"的专利证书（图4-1）。

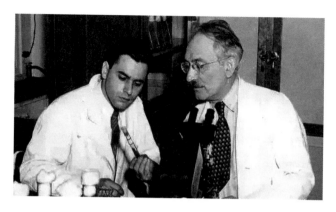

图4-1　萨兹（左）和瓦克斯曼（右）

3. 可观的利益

尽管师徒二人提取出了链霉素，可他们对链霉素的化学结构一无所知。当时默克公司的卡尔·奥古斯特·福克斯（Karl August Folkers）在缺乏核磁共振技术等现代仪器的情况下，凭借无与伦比的化学知识储备对链霉素进行了一系列的官能团衍生、化学降解，并很快确定了链霉素的化学结构。

由于当时已经有了生产青霉素的经验和设备，在默克公司的帮助下，链霉素很快大量生产，成为风靡一时的重要抗生素。在当时，链霉素和青霉素是治疗细菌感染的两大支柱：青霉素用于革兰氏阳性菌感染，而链霉素用于革兰氏阴性菌及结核病。链霉素获得了巨大的经济收益。

4. 师徒反目

1950年3月，萨兹将瓦克斯曼和罗格斯大学告上法庭，要求其承认自己作为链霉素合伙发明人的身份，并分配部分使用权的收入。毕业的博士生对享有国际声誉的教授提起诉讼是前所未有的，这起诉讼在当时震动了整个科学界。

萨兹付诸诉讼，让瓦克斯曼大出意料，他认为老师指导就像大脑，学生执行就像双手，萨兹只是工具和手，最终成果理所当然归导师。然而，法庭并未认可这类说法，最后双方达成庭外和解：罗格斯大学和瓦克斯曼承认萨兹"在法律和科学上享有链霉素合伙发现者的身份"，并且萨兹获得了一笔12.5万美元的资金和3%的链霉素使用权。

萨兹有力地维护了自己的权益，但他申请了50多所大学的教职，没有一所愿意接纳一名"讼棍"，最后他只好去一所私立农学院教书。

5. 尘埃既定

经此之后，瓦克斯曼将自己享有的17%链霉素使用权中的7%分给了与链霉素发现有关的所有人员，甚至包括实验室里擦拭仪器的人；他还用5%的使用权收益设立了慈善性质的微生物学基金，最终将自己的份额减少到5%。

1952年10月，瑞典卡罗林纳医学院宣布准备将诺贝尔生理学或医学奖授予瓦克斯曼一个人，以表彰他发现了链霉素。萨兹通过其所在农学院向诺贝尔委员会要求让他分享殊荣，并且附上之前法院的判决书，表明链霉素发现权归双方共有，要求诺贝尔委员会承认他是链霉素的共同发现者，然而诺贝尔委员会并未采纳萨兹的提议，仍将当年的诺贝尔生理学或医学奖单独授予了瓦克斯曼。瓦克斯曼在领奖演说中介绍链霉素的发现时，不提萨兹，而说"我们"如何如何，只在最后才把萨兹列入鸣谢名单中。

二、链霉素发现权所引发的学术贡献争议

虽然诺贝尔奖归属已定，但围绕着萨兹与瓦克斯曼对链霉素的贡献之争直到现在都未完全停息。瓦克斯曼是否侵吞了萨兹的科研成果

呢？判断一个人的科研成果的最好方式是看论文发表记录。1944年，瓦克斯曼实验室发表发现链霉素的论文，论文的第一作者是萨兹，瓦克斯曼则是最后作者。从这篇论文的作者排名顺序看，完全符合生物学界的惯例：萨兹是实验的主要完成人，所以排名第一，而瓦克斯曼是实验的指导者，所以排名最后。可见瓦克斯曼并未在论文中埋没萨兹的贡献。他们后来发生的争执与交恶，是因为专利分享而起，与学术贡献的分享无关。

那么，诺贝尔奖只授予瓦克斯曼一人，是否恰当呢？瓦克斯曼和萨兹谁是链霉素的主要发现者呢？链霉素并非是萨兹一个人用了几个月的时间发现的，而是瓦克斯曼实验室多年来系统研究的结果，主要应该归功于瓦克斯曼设计的研究计划，萨兹的工作只是该计划的一部分。根据这一研究计划和实验步骤，链霉素的发现只是早晚的事。换上另一个研究生，同样能够发现链霉素，实际上后来别的学生也从其他菌株上发现了链霉素。因此，链霉素的发现权应该主要属于实验项目的制定和领导者（导师），而具体执行者（学生）是次要的。这其实也是诺贝尔生理学或医学奖的颁发惯例，并非链霉素的发现才是如此，其他获得诺贝尔奖的生物学成果，通常只颁发给实验的领导者，而具体做实验的学生很少能分享。萨兹显然也知道这一点，所以在后来一直强调是他劝说瓦克斯曼去研究抗结核分枝杆菌的抗生素，试图把自己也当成是实验项目的制定者。但是这不符合历史事实，因为在萨兹加入瓦克斯曼实验室之前，瓦克斯曼实验室已在测试抗生素对结核分枝杆菌的作用了。

瓦克斯曼在萨兹毕业以后，继续研究抗生素，一生中与其学生一起发现了20多种抗生素，以链霉素和新霉素最为成功。瓦克斯曼于1973年去世，享年85岁，留下了500多篇论文和20多本著作。瓦克斯曼最大的贡献是制定了发现抗生素的系统方法，并在其他实验室也得到了应用，因此被一些人视为抗生素之父。

三、链霉素的发现对抗生素研究的影响

瓦克斯曼开创了通过筛选微生物主动寻找抗生素的先河，并于1942年首次提出了抗生素的定义：抗生素是微生物在代谢中产生的，具有抑制其他微生物生长和活动甚至杀灭其他微生物的性能的化学物质。他和萨兹发现的链霉素对于结核病的治疗具有里程碑式的意义，同时也极大地鼓舞了人类研究抗生素的信心。

链霉素的发现经验启发人类从土壤微生物中寻找其他抗生素，此后人类开始了大规模抗生素筛选研究，相继发现了金霉素（1947年）、氯霉素（1948年）、土霉素（1950年）、制霉菌素（1950年）、红霉素（1952年）、卡那霉素（1958年）等。这些抗生素显著提高了当时对于细菌性感染与立克次体病的疗效，并明显改善了感染性疾病患者的预后。同时在这一时期，抗生素的研究真正进入了系统化阶段，抗菌药制药工业也因此得到快速发展。

第二节　链霉素的作用机制

一、链霉素的作用机制揭秘

1. 链霉素是怎样发挥作用的？

链霉素是一种从灰链霉菌的培养液中提取的抗菌素（图4-2），属于氨基糖苷碱性化合物，常用其硫酸盐，性质稳定，水溶液在室

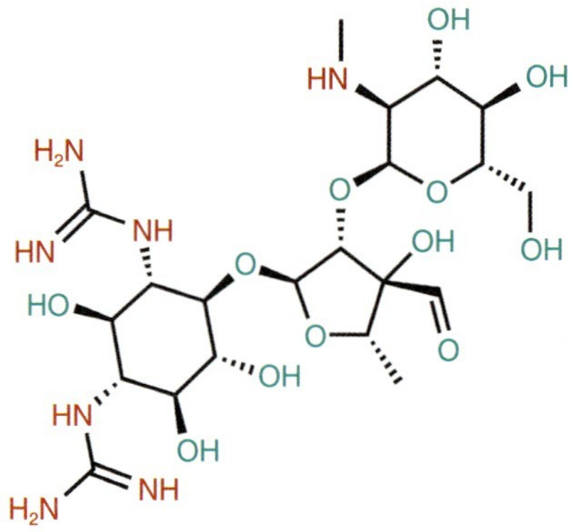

图4-2 链霉素的结构式

温可保持1周。链霉素作用于细菌体内的核糖体，抑制细菌蛋白质合成，并破坏细菌细胞膜的完整性。敏感菌具有氧依赖性抗生素跨膜转运系统，链霉素可首先经被动扩散通过细胞外膜孔蛋白，然后经此转运系统通过细胞膜进入细胞内，并不可逆地结合到分离的核糖体30S亚基上，导致A位的破坏，进而：

（1）阻止氨酰tRNA在A位的正确定位，干扰功能性核糖体的组装，抑制70S始动复合的形成。

（2）诱导tRNA与mRNA密码三联体错误匹配，引起完整核糖体的30S亚基错读遗传密码，导致异常的、无功能的蛋白质合成。

（3）阻碍终止因子与A位结合，使已合成的肽链不能释放，并阻止70S完整核糖体解离。

（4）阻碍多核糖体的解聚和组装过程，造成细菌体内的核糖体耗竭。

2. 链霉素和青霉素的作用机制有何不同？

简单来说就是青霉素针对细胞壁，链霉素针对细胞质。

青霉素是β-内酰胺类抗生素，某某西林基本都是青霉素的衍生产品，和青霉素同属β-内酰胺类的还有头孢菌素、碳青霉烯类（如亚胺培南、美罗培南等），药理都是干扰并阻止细菌细胞壁中肽聚糖成分的合成，从而使细菌无法正常生成细胞壁，因此在细菌分裂增殖时会因为缺少细胞壁的保护而渗透压失衡，最终导致细菌死亡。值得一提的是，因为青霉素这类β-内酰胺抗生素是针对细胞壁，而包括人类在内的动物的细胞都没有细胞壁，所以对人类一般无毒副作用，除非过敏。

链霉素是氨基糖苷类抗生素，它可以干扰细菌核糖体的工作，抑制细菌的蛋白质合成，从而使细菌无法正常新陈代谢；同时它还可以干扰细菌细胞膜的通透性，使细菌渗透压失衡而死。

二、链霉素的抗菌谱

链霉素对结核分枝杆菌有强大的抗菌作用。对布鲁氏菌、土拉热弗朗西丝菌、鼠疫耶尔森菌、小螺菌、肉芽肿荚膜杆菌、结核杆菌等有良好的抗菌作用。一些需氧革兰氏阴性杆菌，如沙门菌、痢疾志贺菌、克雷伯菌、大肠杆菌、肠杆菌属等，虽然在本品的抗菌谱内，但由于细菌与链霉素接触后极易产生耐药性，所以不能应用于这些细菌感染疾病。

三、链霉素在人体中的代谢

链霉素口服不易吸收，肌内注射后吸收良好。肌内注射0.5克或1克，注射后，血液吸收高峰浓度可以在半小时到2小时中出现，分别为15～20 μg/mL或30～40 μg/mL。有效抑制细菌生长的浓度可以维持12小时，年龄较大的患者可能时间更长些。

链霉素表观分布容积为0.26 L/kg。药物吸收后主要分布于细胞外液，并可分布于除脑以外的所有器官、组织。链霉素可渗入胆汁、胸腔积液、腹腔积液、结核性脓肿和干酪样组织，在尿液中浓度较高，在脑脊液和支气管分泌液中的浓度较低。链霉素可透过胎盘组织，在脐带血中达到的浓度与母体血中浓度相近。

链霉素蛋白结合率为20%～30%。半衰期为2.4～2.7小时，半衰期随年龄增长而延长（青年人为2～3小时，40岁以上为9小时或更高）；肾衰竭时半衰期可达50～110小时。药物在体内不代谢，80%～90%经肾小球过滤，随尿液在24h内排出；另有约1%从胆汁排出，此外也有极少量从乳汁、唾液和汗液中排出。血液透析可清除相当剂量的药物。

第三节　链霉素的医学应用

一、链霉素长什么样？吸收后都分布在人体哪些部位？

链霉素为白色或类白色的粉末，口服不易吸收，肌内注射后吸收良好。药物吸收后主要分布于细胞外液，可以渗入胆汁、胸腔积液、腹腔积液、结核性脓肿和干酪样组织及尿液，但在脑脊液中浓度较低，因此不能用于治疗结核性脑膜炎。此外，链霉素可以通过胎盘进入羊水，所以不能用于孕妇。

二、链霉素可以治疗哪些疾病？

1. 结核病

链霉素是第一个应用于治疗肺结核的抗生素，它的抗结核分枝杆菌的特效作用开创了结核病治疗的新纪元。链霉素在临床应用已超过半个世纪，至今仍是治疗结核病的一线用药，与其他抗结核药并用，可阻延结核分枝杆菌耐药的发生。目前主要与其他抗结核药联合用于结核分枝杆菌所致各种结核病的初治病例，或其他敏感分枝杆菌感染。

此外，链霉素还可与其他抗菌药联合用于腹股沟肉芽肿、布鲁菌病、鼠咬热等治疗。

2. 鼠疫和兔热病

链霉素与四环素联合是治疗鼠疫和兔热病的首选药物，疗效良好。

3. 感染性心内膜炎

链霉素与青霉素或阿莫西林合用对草绿色链球菌或肠球菌感染有协同作用，可用于亚急性心内膜炎的治疗。

三、链霉素有哪些不良反应?

链霉素是经典的抗结核药物，但是它有严重的不良反应，目前在临床上已经被其他方便、疗效好的药物如异烟肼、利福平等替代，较少使用。

1. 过敏反应

过敏反应包括皮疹（0.3%～11%），可表现为斑丘疹、荨麻疹、红斑、麻疹样皮疹、猩红热样皮疹、天疱疮样皮疹、湿疹样皮疹、紫癜、血管性水肿。严重者可发生过敏性休克，严重的过敏反应可出现急性溶血性贫血、血红蛋白尿、休克和急性肾功能衰竭。

2. 毒性反应

（1）耳毒性：最常见的毒性反应，因为链霉素会在耳内蓄积，损害前庭神经和耳蜗神经，影响前庭功能时可有步履不稳、眩晕等症状；影响听神经出现听力减退、耳鸣、耳部闷胀感。过去曾有的双氢链霉素，因为较多患者使用后出现永久性的失聪（耳聋），所以现在双氢链霉素已被淘汰，不再生产和使用。

（2）肾毒性：可出现血尿、排尿次数减少或尿量减少、食欲减退、口渴等肾毒性症状，少数可产生血液中尿素氮及肌酐值增高。因为链霉素的排泄主要由肾脏进行。因此具有一定的肾毒性。

（3）其他：偶可发生视力减退（视神经炎）、嗜睡、软弱无力、呼吸困难等神经肌肉阻滞症状。

四、链霉素和哪些药一起用时要谨慎？

链霉素禁与肌肉松弛药、神经肌肉阻断药等同时使用，否则可加重神经肌肉阻滞作用，导致患者肌肉无力、四肢瘫痪，甚至呼吸肌麻痹。

链霉素不能与其他氨基糖苷类合用或先后连续局部或全身应用，可增加其产生耳毒性、肾毒性及神经肌肉阻滞作用的可能性。

链霉素不能与卷曲霉素、顺铂、依他尼酸、呋塞米或万古霉素（或去甲万古霉素）等合用，或先后连续局部或全身应用，可能增加耳毒性与肾毒性。

链霉素不能与头孢噻吩或头孢唑林局部或全身合用，可能增加肾毒性。

链霉素不能与多黏菌素类注射剂合用，或先后连续局部或全身应用，可增加肾毒性和神经肌肉阻滞作用。

链霉素不能与其他肾毒性药物及耳毒性药物合用或先后应用，以免加重肾毒性或耳毒性。

链霉素在水溶液中遇新霉素钠、磺胺嘧啶钠会出现浑浊沉淀，在注射或混饮时应避免混用。

参考文献

方健.开创结核病治疗新纪元的链霉素[J].医食参考, 2011 (9): 22.

任婧, 李毓龙, 杨晓霖, 等.疾病叙事阅读: "小人国"里的"大发现"——链霉素的故事[J].医学与哲学, 2020, 41(18): 68-71.

张青, 王于方, 付炎, 等.天然药物化学史话: 链霉素[J].中草药, 2018, 49(4): 761—766.

赵承渊.医学诺贝尔之路(1952): 师徒之间的纠缠[J].中国科技奖励, 2013 (12): 80.

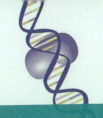

第五章

DNA 双螺旋结构——开启微观世界的新征程

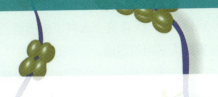

詹姆斯·沃森（James Watson）与弗朗西斯·克里克（Francis Crick）因其在1953年揭示DNA双螺旋结构的划时代成就，与莫里斯·威尔金斯（Maurice Wilkins）共同获得了1962年的诺贝尔生理学或医学奖。他们的这一发现具有里程碑意义，对生物学和医学领域产生了深远的影响，为遗传学和分子生物学的研究奠定了坚实的基础。

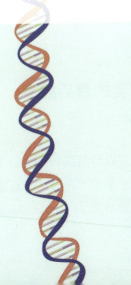

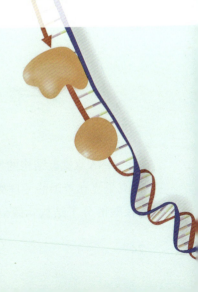

2007年，454生命科学（454 Life Sciences）公司被罗氏诊断（Roche Diagnostics）收购，并推出了一套更先进的基因测序系统。在这一年，该公司为发现DNA双螺旋结构的沃森进行了个人基因组测序，这项工作被命名为"吉姆工程"，源于沃森的名字"詹姆斯"昵称"吉姆"。2007年5月31日，沃森的个人基因组图谱首次向全世界公开，成为世界上首份个人基因组图谱。

2004年，史蒂夫·乔布斯（Steve Jobs）被诊断为胰腺癌后，他投入约10万美元对自己和肿瘤的DNA进行了全基因测序。在当时，乔布斯成为世界上第一个对自己的全部DNA和肿瘤DNA进行测序的人，获得了完整的基因密码数据文档。

2013年，安吉丽娜·朱莉（Angelina Jolie）通过基因检测发现自己携带 *BRCA1* 基因缺陷，这意味着她有高达87%和50%的风险分别患上乳腺癌和卵巢癌。在得知这一结果后，朱莉果断地选择了预防性乳腺切除手术，将乳腺癌风险降至5%的正常水平。

他们三人的共同点在于，他们都进行了基因检测。而这一切，都要归功于DNA双螺旋结构的发现，使得基因组测序成为可能。

第一节　诺贝尔奖的幕后故事

DNA双螺旋结构的发现故事，可以追溯到1953年。当年，沃森和克里克在英国的《自然》（*Nature*）杂志上发表了一篇文章，题为《核酸的分子结构：脱氧核糖核酸的结构》（"Molecular Structure of

Nucleic Acids: A Structure for Deoxyribose Nucleic Acid"）（图5-1）。整篇论文仅两页纸，却开启了生命科学进入微观世界的新征程。A（腺嘌呤）、T（胸腺嘧啶）、G（鸟嘌呤）、C（胞嘧啶）四个字母组成的遗传密码，在双链中以特定的方式配对——A与T配对，C与G配对。沃森和克里克在论文中写道："这种特定的配对方式，揭示了遗传物质可能的复制机制。"

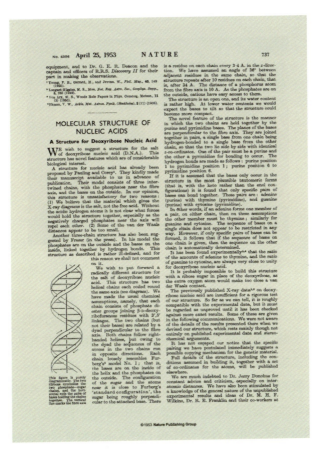

图5-1 《核酸的分子结构：脱氧核糖核酸的结构》部分原文

　　DNA结构的发现，轰动了生物学、物理学和化学界，它开辟了分子生物学的新纪元。化学家莱纳斯·卡尔·鲍林（Linus Carl Pauling）曾这样写道："我相信DNA双螺旋的这个发现及这个发现将要取得的进展，必将成为近一百年来生命科学及所有我们对生命认识的最大进步。"为此沃森和克里克共同获得了1962年诺贝尔生理学或医学奖（同时获奖的还有英国科学家威尔金斯）（图5-2）。下面，我们一起走进DNA双螺旋结构的发现之旅。

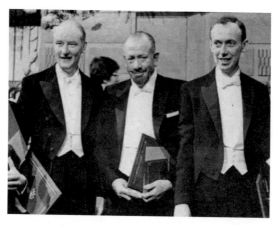

图5-2　1962年，克里克（左）、沃森（右）共同获得了诺贝尔生理学或医学奖

　　人们花费了大约半个世纪的时间才基本搞清楚核酸的一级结构。核酸是由戊糖、含氮碱基和磷酸组成的。它是由多个核苷酸单元通过磷酸二酯键连接而成的大分子化合物。核酸的一级结构是指多核苷酸链中核苷酸的排列顺序。由于核酸中核苷酸彼此之间的差别在碱基部分，故核酸的一级结构也是指核酸分子中碱基的排列顺序。根据核酸所含戊糖的不同，可分为核糖核酸（RNA）和脱氧核糖核酸（DNA）两种。

1944年，奥斯瓦尔德·西奥多·埃弗里（Oswald Theodore Avery）首先研究证实了DNA是一种遗传物质，因此有关遗传机制的研究便集中在DNA上了。要想搞清楚DNA如何自我复制并将遗传信息传给子代，不仅需要了解DNA的化学组成，更需要详细研究它的三维空间结构。

1945年，量子力学的奠基人之一、著名的物理学家埃尔温·薛定谔（Erwin Schrödinger）出版了《生命是什么？》（图5-3）。他用物理学的概念分析生命现象，试图为解释生命系统内所存在的特殊性、有序性和基因的本质提供线索。薛定谔的新探索向人们展现出了诱人的生物学前景，吸引了一大批有创造力，甚至是有浪漫倾向的物理学家。许多物理学家在读了薛定谔的著作后，无不着迷于其新奇的思想。就这样，在生物学翘首以待的时候，薛定谔的著作成为一个契机，召唤着许多物理学家从事生物学研究。沃森、克里克、威尔金斯等都是如此。

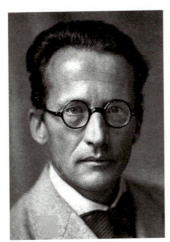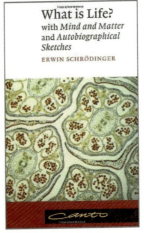

图5-3 薛定谔及其著作《生命是什么？》（英文版）

20世纪50年代初，有3个研究小组致力于揭开DNA结构的秘密，竞争十分激烈。其中一组是由加州理工学院化学家鲍林（图5-4）领导的研究小组，他们在解决了蛋白质二级结构问题的基础上，将同样的方法用于DNA结构的研究。1953年初，鲍林提出DNA是一个以糖和磷酸为骨架的3条多核苷酸链组成的螺旋结构，犯了明显的错误，而且他正热衷于研究角蛋白的α螺旋，没有把更多的精力集中在DNA结构的研究上，这给沃森、克里克赢得了宝贵的时间。

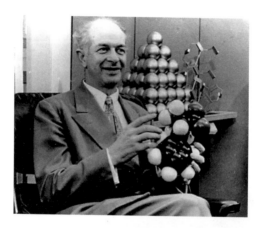

图5-4　鲍林

第二组是在伦敦国王学院的威尔金斯（图5-5）领导下的研究小组。威尔金斯是物理学家约翰·兰德尔（John Randall）的学生。在第二次世界大战前，他跟随兰德尔研究晶体的荧光现象及电子的运动。在第二次世界大战期间，他参加了曼哈顿计划，为研制原子弹而工作。战后，威尔金斯和兰德尔被薛定谔《生命是什么？》这一著作所影响，投身于基因的研究。他在伦敦成立了一个研究小组，采用X射线衍射技术潜心研究DNA的结构。1951年，威尔金斯已经认识到DNA的螺旋结构，并测到了一些数据，但由于各种原因，他们没有成功。

在这个决定性的时刻，一位才华横溢的年轻女物理学家与晶体学家——罗莎琳德·富兰克林（Rosalind Franklin）（图5-6），加入了这个团队。富兰克林毕业于剑桥大学，是一位杰出的科学家，她在X射线结晶学领域展现出了非凡的才能。她的加入显著提升了威尔金斯小组的研究实力。威尔金斯和富兰克林成功制备了高度定向的DNA纤维，并拍摄了一系列卓越的X射线衍射图像，为揭示DNA结构的

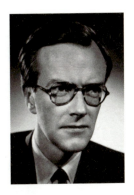

图5-5　威尔金斯

秘密提供了关键的实验依据（图5-7）。通过分析X射线衍射数据，富兰克林推断出DNA可能由2条或3条多核苷酸链构成。尽管如此，她未能意识到两条链的排列方向必须相反，也没有发现碱基间的氢键配对。此外，她与威尔金斯之间的合作并不顺畅，这些因素导致他们的工作未能达到科学的顶峰，功亏一篑。

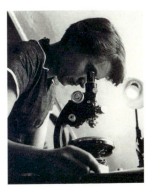

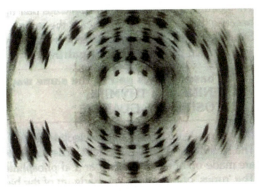

图5-6　富兰克林　　　　　　　图5-7　DNA晶体衍射图像

第三组是沃森和克里克（图5-8）。沃森，1928年出生于美国的芝加哥，从小聪明好学，15岁时进入芝加哥大学学习动物学，后来在

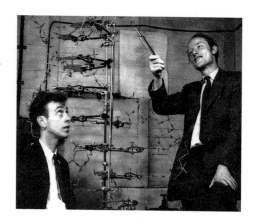

图5-8 沃森（左）和克里克（右）

哥本哈根大学从事噬菌体研究工作。22岁时他就获得了博士学位，并且在噬菌体研究中已经小有名气。1951年，他到剑桥大学卡文迪许实验室学习 X 射线衍射技术。

克里克因为第二次世界大战耽误了学业，战后受到薛定谔著作的影响转向生物学的学习和研究。当他开始从事生物大分子结晶学研究时已经33岁了。在科学事业上，以这样的年龄改行从事一个完全陌生的专业，若没有足够的勇气和炽热的事业心，是决不敢冒此风险的。1951年10月，沃森来到了剑桥大学的卡文迪许实验室，正好与克里克在同一间办公室工作。这实在是一种历史的巧合。由于学术思想上共同受到薛定谔的影响，都对遗传的本质问题有浓厚的兴趣，所以他们一见如故，携手合作共同探索DNA结构的奥秘。从此开始了遗传学历史上最富于成效、最激动人心的合作。

他们首先要搞清楚的问题是DNA的空间形状是怎样的？DNA由几条核苷酸链组成？DNA的基本骨架是什么？是什么力量维系着DNA的空间结构。

在沃森和克里克着手研究DNA时，他们的研究成果远远落后于其他研究者，但最终的结果是沃森和克里克获得了最终的成功。沃森和克里克成功的奥秘是天时、地利、人和。所谓"天时"是指当时的生物学发展为DNA结构的最终确定提供了必要、充足的准备。当时，人们已经清楚了DNA分子的基本组成，富兰克林等人已经推测出DNA分子有多股链、呈螺旋状等特点，离得到DNA是双股链的螺旋结构的成果只有一步之遥。"地利"是指沃森和克里克所处的学术环境是世界上一流的。闻名于世的剑桥大学卡文迪许实验室拥有世界上最好的X射线衍射分析仪器，还能及时获得各方面的研究资料。他们所处的环境还使他们能经常接触一流的学者。而"人和"是指他们能精诚合作，并且频繁地与各方面有关学者接触请教，取百家之长，经常进行广泛而慎重的讨论。

1952年6月，生物化学家埃尔温·查加夫（Erwin Chargaff）访问剑桥大学，沃森和克里克向他请教，从查加夫那里，他们得到了DNA分子中嘌呤和嘧啶碱基1∶1的正确比。他们两人豁然开朗，认识到在DNA分子中，由于氢键的作用，A总与T配对，C总与G配对，这就很容易解释查加夫所说的1∶1碱基比。至此，他们终于认识到DNA分子是双螺旋状的立体结构。

1952年底，关于DNA结构的研究进入了最后的冲刺阶段，美洲的结构学派也向DNA的结构发起了冲击。鲍林在1952年的最后一天在美国国家科学院发表了他的DNA三链模型，鲍林模型中DNA的密度计算过高，存在明显错误。1953年2月6日，沃森和威尔金斯对鲍林的模型进行讨论，威尔金斯第一次向沃森展示了富兰克林一年半前所获得的一张极好的DNA的X射线衍射照片。这使沃森很受震动，因为他从来没有看到过如此清晰的DNA照片。这张照片使他立刻领悟到DNA肯定具有螺旋结构，并且是双链的。

沃森和克里克立即着手建立DNA的双链模型，在建立DNA结构模型最关键的时刻，他们又请教了在同一办公室工作的美国化学家杰里·多纳休（Jerry Donahue）。在此之前，沃森和克里克一直使用了一种错误的碱基形式，所以很难说明氢键的形成。当多纳休指出他们的错误，并给出正确的碱基形式时，他们两人豁然开朗。至此，DNA分子双螺旋结构的模型已经完整地呈现在他们的面前。他们的模型还没发表，就立即传遍了世界各地。

1953年4月25日，沃森和克里克的论文《核酸的分子结构：脱氧核糖核酸的结构》发表在英国《自然》杂志上，把他们关于DNA结构的研究成果公之于世，这立刻引起了科学界的轰动。沃森和克里克在提出DNA的双螺旋模型之后，又讨论了DNA的复制问题。在他们写给英国《自然》杂志第一篇论文的几个星期以后，接着又发出了第二封信，在第二篇论文里，他们又提出了DNA复制过程的设想。DNA复制时，碱基对间氢键断裂，两条核苷酸链的旋绕松开，碱基显露出来。DNA分子像拉链一样拉开了。核苷酸上的碱基显露后，它们按照互补配对的要求吸引带有互补碱基的核苷酸，A吸引带有T的核苷酸，G吸引带有C的核苷酸等。然后，在邻接的核苷酸形成磷酸二酯键，这样，一条新的、互补的核苷酸链就出现了。当这一过程结束时，就形成了两个一模一样的DNA分子。

第二节　DNA的结构与功能

DNA的全称是脱氧核糖核酸，它是构成生命体遗传信息的分子基础。它承载着生物体生长、发育、繁衍所需的全部指令，是生命现象的源头和核心。DNA的结构独特而复杂，由四种碱基、磷酸和脱氧核糖组成，通过特定的连接方式形成长链状分子。

一、DNA结构的层次与奥秘

1. 一级结构：碱基序列的编排

DNA的一级结构（图5-9）是指脱氧核苷酸中的四种碱基按照一定顺序连接而成的长链。这四种碱基包括腺嘌呤（A）、胸腺嘧啶（T）、鸟嘌呤（G）和胞嘧啶（C），它们以特定的顺序排列，构成了DNA链的基本骨架。DNA的一级结构决定了生物体的遗传信息和功能，对其生长、发育和遗传都至关重要。

2. 二级结构：双螺旋的稳定与优雅

DNA的二级结构（图5-10）是由两条多核苷酸链反向平行盘绕

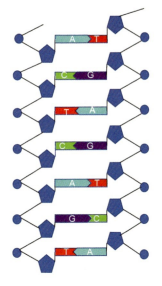

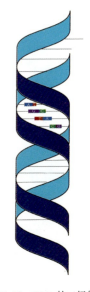

图5-9　DNA的一级结构　　　图5-10　DNA的二级结构

所生成的双螺旋结构。这两条链通过氢键连接在一起，形成了一个稳定而紧凑的结构。在双螺旋结构中，碱基对以A-T和G-C的方式配对，这种配对方式确保了双螺旋结构的稳定性和遗传信息的准确性。

3.三级结构：超螺旋的复杂与多变

在双螺旋结构的基础上，DNA分子可以进一步绕同一中心轴扭转，形成超螺旋结构（图5-11）。这种超螺旋结构使得DNA分子能够在有限的空间内储存更多的遗传信息，同时也增加了其结构的复杂性和多变性。超螺旋结构不仅影响着DNA的空间构象，它旋转状态的改变可使细胞有效地调控基因开启和关闭，保障生命体更好地适应生理病理或环境条件的变化。

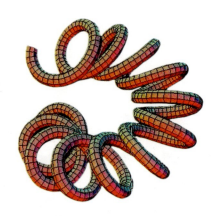

图5-11　DNA的三级结构

DNA特殊的三级结构保证了遗传信息的准确复制、储存和传递，与基因的表达调控密切相关，维护了生物体的稳定性和功能性。

二、中心法则

DNA包含了数千个基因，这些基因是指导细胞制造蛋白质的特定指令。蛋白质是生命的基本组成部分，也是构成细胞、组织和器官的关键。每个基因是由多个密码子组成的，每个密码子对应一个特定的氨基酸。

1. DNA的复制

细胞在复制自身的过程中，需要对DNA进行复制，因为细胞分裂后，子细胞需要与母细胞具有相同的遗传信息。DNA的复制过程发生在细胞分裂的S期，它是一个复杂而准确的过程。在复制过程中，DNA分子的两条链被分离，每条链上的碱基会配对生成新的碱基链，最终形成两个完全相同的DNA分子。

2. DNA的转录

细胞在合成蛋白质时，需要将DNA中的基因信息转录到信使核糖核酸（mRNA）上（图5-12）。转录过程包括三个主要步骤：启动、延伸和终止。首先，在启动阶段，酶在DNA上找到起始信号，然后开始解开DNA双链，从而使得DNA中基因的信息可以被读取。接下来，在延伸的过程中，RNA聚合酶沿着DNA模板链合成mRNA

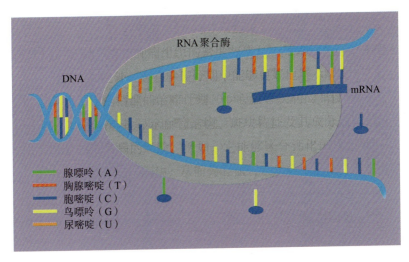

图5-12 DNA的转录过程

链。最后，在终止阶段，转录终止信号指示着RNA聚合酶停止合成mRNA，同时分离出来。

3. DNA 的翻译

转录生成的mRNA分子离开细胞核，前往细胞质中的核糖体。在核糖体中，mRNA的信息将被"翻译"成氨基酸序列，这个过程被称为翻译。翻译是一个复杂的过程，涉及多个RNA和蛋白质的相互作用。在翻译的过程中，mRNA的密码子将与tRNA上的反密码子配对，每个tRNA携带着特定的氨基酸，根据密码子的配对关系，核糖体将合成正确的氨基酸序列，进而合成特定的蛋白质。

4. 蛋白质合成

核糖体根据mRNA上的密码子序列合成氨基酸链，这个链最终通过肽键的形成变成蛋白质。蛋白质的合成是一个连续的过程，直到遇到停止密码子为止。一旦到达终止密码子，核糖体就终止合成蛋白质，蛋白质释放出来，并且开始进行折叠和修饰，最终形成具有特定功能的成熟蛋白质。

第三节　DNA双螺旋结构的医学应用

DNA双螺旋结构的发现为生命科学和工程学的发展做出了巨大的贡献。

一、基因检测

DNA的双螺旋结构是现代分子生物学和遗传学中基因测序技术

的基础。通过测序技术，科学家可以解读DNA中的基因序列，从而了解生物体的遗传信息。

基因检测是使用特定仪器对被检测者的血液、体液或细胞所含DNA进行检测，以分析它所含有的基因类型和基因缺陷及其表达功能是否正常的一种技术。这项技术可以使人们了解自己的基因信息，明确病因或预知身体患某种疾病的风险。简单讲，基因检测可以用于疾病风险的预测，也可以诊断疾病。

基因检测技术的应用主要有：① 生殖性基因检测，在进行体外人工授精阶段时筛检出胚胎是否带有基因变异，避免胎儿患有遗传性疾病。例如，无创产前筛查、胚胎植入前遗传诊断、新生儿遗传代谢检测等。② 基因携带检测，基因携带者如果与某些特殊基因相结合，可能会导致下一代患基因疾病。例如，基因白化病、蚕豆病、血友病、红绿色盲等。③ 疾病发生风险预测，检测的目的是了解健康者是否带有某种突变基因，而此基因与特定疾病的发生有密切的联系。例如，通过遗传性肿瘤的基因检测，排查有肿瘤家族史的人患某种肿瘤的风险。④ 病原微生物检测，感染性疾病的病原体鉴定、分型及流行溯源，耐药及毒力特征检测等。⑤ 个体化精准医疗，根据基因检测的结果，可制订特定的治疗方案，从而指导患者科学用药，为患者匹配合适的治疗方案。

此外，DNA结构的独特性使得每个人的DNA序列都是独一无二的。通过比对DNA样本，可以准确地识别个体身份，为案件的侦破提供关键证据。因此，DNA分析在法医学和犯罪侦查中具有重要的应用价值。

二、基因编辑

DNA如同我们的生命密码，通过破解这些密码，我们可以做到很多事情，比如找出可能导致遗传性疾病的问题，预测我们将来可能面临的健康风险，甚至为我们量身定制治疗方法。这就是基因编辑技术的魅力，它像是一把超级精确的手术刀，能够对DNA进行精准的修改。

举个例子，CRISPR-Cas9这项技术，就像是DNA的"编辑器"。它能在DNA上精确地剪切和粘贴，这样一来，我们就可以修复那些导致遗传性疾病的错误代码，或者添加新的代码来预防疾病。2012年，科学家珍妮弗·杜德娜（Jennifer A. Doudna）和埃玛纽埃勒·沙尔庞捷（Emmanuelle Charpentier）等人首次证明了CRISPR-Cas9这个系统在实验室里能够精确地切割DNA的双链。这个系统的原理就像是给DNA内切酶"Cas9"提供一份详细的地图，然后Cas9就会根据地图找到并剪切特定的DNA序列。

随着技术的不断进步，我们现在不仅能在细胞的基因组里插入非常长的DNA片段，还能对细胞内的DNA甚至是RNA进行单个碱基的修改，这就好比是在生命密码中修改一个字母或标点符号。到了2013年，杜德娜、乔治·丘奇（George Church）和张锋领导的三个研究团队进一步证明了CRISPR技术能够在人类细胞中高效地定位、剪切和修改基因组。

从那时起，CRISPR技术就迅速发展起来，科学家们发现了许多具有特定功能的Cas9变体，使得基因编辑更加多样化。自2016年以来，基于CRISPR的基因编辑技术已经开始在临床应用领域展现出其非凡的潜力，为治疗一些以往难以治愈的疾病提供了新的希望。

CRISPR技术可真是个多面手，它在各行各业都能大放异彩。从微生物到哺乳动物，再到植物，它已经成功地帮助我们对基因进行编辑。我们都知道，很多疾病的发生都和基因的表达变化有关，尤其是那些由单个基因突变引起的遗传病。CRISPR-Cas9这个基因编辑利器使我们在医学领域看到了新的希望，它可能会为那些目前还没有有效治疗方法或者医疗需求没有得到满足的疾病带来新的解决方案。CRISPR技术的诞生为治疗多种疾病奠定了基础，包括像镰状细胞病、乙型地中海贫血、转甲状腺素蛋白淀粉样变性病、先天性眼病这样的遗传病，甚至是癌症、艾滋病等疾病。

CRISPR-Cas9技术极大地推动了肿瘤研究领域的发展，改进了细胞免疫治疗。这种方法是从患者血液中取出T细胞，然后在实验室里用CRISPR-Cas9技术进行改造，让它们更好地识别和攻击癌细胞。改造后的T细胞被大量复制后，再注射回患者体内，能帮助治疗癌症。这种新方法已经在临床治疗中取得重要的进步，并且还在不断研究和改进中，比如通过去除T细胞中的一种特定蛋白，让它们更有效地杀死癌细胞。

在治疗阿尔茨海默病方面，基于CRISPR-Cas9的创新疗法有望挺进临床试验阶段。科学家们正在研究一种新型的基于CRISPR-Cas9技术的治疗方法，用于治疗阿尔茨海默病。这种疾病的一个重要风险基因是载脂蛋白E ε4（ApoE ε4），这个基因的复制会大大增加患病风险。杜克大学的团队开发了一种不切割DNA的CRISPR-Cas9方法，可以专门影响*Apo ε4*基因，减少其表达，而不影响其他基因。这种方法在实验室里用干细胞和小鼠模型测试时效果不错，可能会为治疗甚至预防阿尔茨海默病提供新的思路。

三、基因工程

基因工程也被称为基因拼接或DNA重组技术，它运用分子生物学和微生物学的最新方法，将来自不同生物的基因在体外按照预先设计组装成DNA杂交分子，并导入活细胞中，从而改变生物的遗传特性，创造出新的品种，或生产出新的产品。例如，可以从某些细菌中提取出能产生胰岛素的基因，并将它们嵌入人体细胞中，使得这些细胞也能制造胰岛素，从而帮助治疗糖尿病。

基因工程的运用极为广泛，涵盖了医学、农业和工业等多个领域。在医学领域，它有助于治疗遗传性疾病，甚至是一些难以治愈的疾病。在农业领域，它可用于培育抵抗病虫害能力更强、产量更高的农作物。在工业领域，它促进了药物和生物制品的生产。

然而，基因工程也引发了一些伦理和安全方面的争议，如转基因食品的安全性及基因编辑可能带来的未知后果。因此，在进行基因工程研究和应用时，科学家们必须谨慎行事，并遵守相关的伦理和法律规范。

总之，基因工程就像是一种"生命的编程"，它赋予我们前所未有的能力去理解和操控生命，基因工程拥有巨大的潜力和广阔的应用前景。

四、基因芯片

基因芯片也被称作DNA微阵列或生物芯片，是一种用于生物和医学研究的高科技工具。它的工作原理类似计算机芯片，但是它不是用来处理电子数据，而是用来分析生物数据，尤其是基因信息。

想要了解某个生物样本（如一滴血或一小块组织）中哪些基因正在活跃工作时，我们首先从样本中提取出RNA，并将其转化为DNA，然后给这些DNA贴上特殊的"荧光标签"。接下来，我们将这些贴有标签的DNA样本放到基因芯片上。如果样本中的DNA与基因芯片上某个小点的DNA序列相匹配，它们就会像磁铁一样吸引在一起。最后，通过检测这些小点上的荧光标签发出的信号，我们就能知道哪些基因在样本中活跃表达。

基因芯片可以一次性分析成千上万的基因，这使得科学家们能够快速有效地了解在特定条件下哪些基因在发挥作用。这项技术被广泛应用于疾病研究、药物开发、农业等领域，帮助我们更好地理解生物世界的复杂性，并为各种疾病提供更准确的诊断和治疗方法。

五、DNA纳米技术

利用DNA的双螺旋结构，科学家们探索了实现DNA纳米技术的可能性。这是一种利用DNA分子特性来进行设计和制造纳米级别结构的技术。想象一下，DNA，也就是我们身体里的遗传物质，它不仅能够存储生命的蓝图，还能够被用来搭建各种微小的结构，就像搭建积木一样。

在DNA纳米技术中，科学家们会设计特定的DNA序列，这些序列的特别之处在于，它们能够在水中自我组装成各种形状和结构。这是因为DNA分子之间有一种叫作碱基配对的自然规律，就像拼图一样，A总是和T配对，C总是和G配对。利用这种特性，科学家们可以设计出能够在特定条件下自动组装成特定形状的DNA序列。

这种技术的应用非常广泛，从医学到电子学，再到材料科学，都有它的用武之地。例如，在医学领域，DNA纳米技术可以帮助制造药物递送系统，这些系统能够精确地将药物送到身体的特定部位。在电子学领域，它有潜力用于制造更小、更高效的电子设备。而在材料科学中，它可以帮助制造新型材料和结构，这些材料和结构可能具有独特的性质和应用潜力。

总的来说，DNA纳米技术就像是用生命的语言来编写的一种新魔法，它让我们能够以从前无法想象的方式来创造和操控物质。随着这项技术的不断发展和完善，未来可能会有更多令人惊叹的应用出现。

六、DNA计算

DNA分子作为生命的蓝图，本身就蕴含着丰富的信息。腺嘌呤、胸腺嘧啶、鸟嘌呤、胞嘧啶四种碱基的排列组合，构成了生命体的遗传信息，也成为了DNA计算的基础。DNA分子具有自组装的特性，可以按照碱基配对规则自行连接，形成复杂的结构。这种特性为DNA计算提供了天然的并行计算平台，可以实现高效的计算过程。DNA计算作为一种颠覆性的计算模式，巧妙地融合了生命科学的精妙与信息科学的逻辑，利用DNA分子的独特属性进行信息存储和并行计算，为解决复杂问题开辟了崭新的路径。它不仅仅局限于二进制，更展现出四进制的独特魅力，为解决复杂问题提供了新的思路。

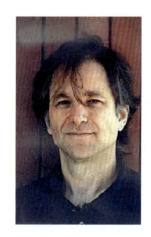

图5-13 伦纳德·阿德曼

1994年，图灵奖得主、计算机科学巨擘伦纳德·阿德曼（Leonard M. Adleman）（图5-13）在《科学》（*Science*）期刊上发表了一项开创性研究，首次提出了利用DNA分子进行计算的崭新概念，并以图论中的经典难题——有向哈密顿路径问题——为例，展示了DNA计算的强大潜力。阿德曼巧妙地利用DNA分子的序列特性，将图中的顶点和边转化为DNA序列，并通过DNA分子之间的连接和反应，实现了对图路径的并行搜索和筛选。这项研究为DNA计算奠定了坚实的基础，并开启了分子计算时代的大门。

科学家们在DNA计算领域不断探索，开发了一种基于DNA的可编程门阵列系统的新型DNA计算机，它能够像传统电子计算机一样进行各种计算任务。DNA可编程门阵列使用DNA分子作为信号传递媒介，并通过编程连接不同的逻辑门来实现复杂的计算功能。DNA可编程门阵列的优点在于：可以执行各种计算任务，而不仅仅是特定的算法；可以连接多个DNA可编程门阵列，实现大规模计算；可以自动进行编程，简化了使用过程。DNA可编程门阵列在生物医学领域具有巨大的潜力：可以分析生物标志物，如miRNA，帮助诊断疾病；模拟药物分子与目标分子的相互作用，加速药物开发过程。DNA可编程门阵列的出现为生物计算领域带来了新的机遇，未来有望在医疗、生物技术等领域发挥重要作用。

DNA计算作为一种新兴的计算模式，融合了生命科学的精妙与信息科学的逻辑，为解决复杂问题提供了全新的思路和工具。随着技术的不断进步，DNA计算有望在未来发挥越来越重要的作用，为人类社会带来更多惊喜和变革。

七、DNA存储技术

DNA存储技术的潜力在于其极高的存储密度、良好的稳定性和长期的保存能力，吸引了科学家们探索将信息存储于其中的可能性。随着技术的不断成熟，DNA存储有望在信息技术、生物科学等领域发挥重要作用，为人类社会的信息管理和知识传承开辟新的道路。

2021年，上海交通大学与《科学》杂志联合发布了一版新的"全世界最前沿的125个科学问题"，这些问题反映了国内外的关注点，并且凝聚了全球知名科学家和青年学者的智慧，其中之一便是DNA是否能作为一种信息存储介质。DNA以高密度和极高的稳定性存储了大量的生物数据，未来可能被用于存储其他类型的信息。这一议题激起了科学界和产业界的极大兴趣，众多研究机构和公司纷纷开始对DNA存储技术进行探索。我国已经将"DNA存储"写入《中华人民共和国国民经济和社会发展第十四个五年规划和2035年远景目标纲要》，而且已经将DNA存储技术作为前沿技术领域之一，计划加快布局并加强信息科学与生命科学、材料等基础学科的交叉创新，并布局了"生物与信息融合（BT与IT融合）"重点专项。《"十四五"国家信息化规划》也强调，要布局战略性前沿性技术。瞄准可能引发信息化领域范式变革的重要方向，前瞻布局包括DNA存储技术在内的战略性、前沿性、原创性、颠覆性技术，显示出其在国家科技战略中的重要地位。为了促进DNA存储技术的进步和行业的整体发展，美国的一些顶尖机构，如微软、哈佛大学和华盛顿大学，共同成立了DNA数据存储联盟。该联盟的目标是构建一个开放的合作平台，推动DNA存储技术的创新和应用，并助力相关产业链的蓬勃发展。

DNA计算和DNA存储就像用DNA做成的小电脑和硬盘，它们可以帮助我们更有效地处理和存储信息。DNA分子就像小积木，可以按照特定的规则组合在一起，从而代表不同的信息。美国国会图书馆是世界上最大的图书馆之一，拥有超过1.7亿件藏品，包括书籍、手稿、地图、照片等。将这些数据存储在DNA中，只需要不到10毫克的DNA分子。DNA计算和DNA存储的研究者们正在努力让这些小积木变得更加智能和高效，以便在未来的科技发展中发挥更大的作用。

回顾人类信息存储方式的变革，从史前时代的洞穴壁画和骨头刻痕，到古埃及的纸莎草纸，再到中世纪的羊皮纸手抄本，信息存储的方式经历了翻天覆地的变化。近代印刷术的发明加速了知识的传播，而20世纪的电子时代带来了磁带、磁盘和光盘等更高效可靠的存储介质。如今，DNA存储不仅能存储生物信息，还能编码图片、歌曲和书籍。人类信息存储的演变展现了技术的巨大进步，让信息更安全、可靠且易获取，未来可能还会带来更多革命性的变化。

　　DNA存储技术正引领着信息存储的新革命，它有望实现数据存储的巨大飞跃。想象一下，未来的某一天，我们的科学家们可能会向世界展示一项惊人的成就：一管微小的DNA液体，它的存储能力将超越全球所有数据中心的总和。这不仅仅是一个技术上的突破，更是中国在科技创新领域对世界的宣告：我们在面对包括DNA存储在内的前沿科技挑战时，不仅有能力跟随，更有实力引领。DNA存储的未来充满了无限可能，而中国正站在这一创新浪潮之巅。

参考文献

樊春海. DNA"不响"，装下生命，又装下世界……[EB/OL].(2024-01-14)
　　[2024-04-15]. http://scholarsupdate.hi2net.com/news.asp?NewsID=35046.

Erwin S. What Is Life?: With Mind and Matter and Autobiographical Sketches[M].
　　Cambridge: Cambridge University Press, 1726.

Lv H, Xie N, Li M, et al. DNA-based programmable gate arrays for general-purpose
　　DNA computing[J]. Nature, 2023, 622(7982): 292-300.

Watson J D, Crick F H C. Molecular Structure of Nucleic Acids: A Structure for
　　Deoxyribose Nucleic Acid[J]. Nature, 1953, 171(4356): 737-738.

Wang J Y, Doudna J A. CRISPR technology: A decade of genome editing is only the
　　beginning[J]. Science, 2023, 379(6629): 8643.

125 questions: Exploration and discovery[EB/OL].(2021-05-14)[2024-03-
　　08]. https://www.science.org/content/resource/125-questions-exploration-and-
　　discovery.

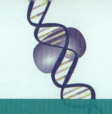

第六章
CT——影像学上的丰碑

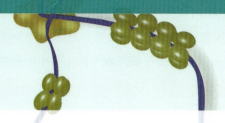

　　1979年，英国工程师戈弗雷·豪恩斯菲尔德（Godfrey N. Hounsfield）和美国科学家艾伦·科马克（Allan M. Cormack）因分别独立发明计算机断层扫描（CT）技术而共同获得了诺贝尔生理学或医学奖。他们的发明彻底改变了医学影像领域，使得医生能够非侵入性地查看人体内部结构，极大地提高了诊断的准确性和治疗的有效性。

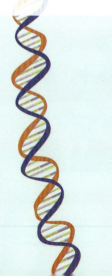
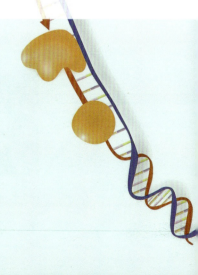

CT技术的发明不仅是医学影像领域的里程碑，更是现代医学诊断技术的一次革命。从豪恩斯菲尔德的原始模型到现代多层螺旋CT，每一次技术飞跃都极大地推动了疾病的早期发现与精准治疗。本章将深入探讨CT技术荣获诺贝尔奖的幕后故事、技术原理及其在临床中的广泛应用，展现这一"透视镜"如何成为医生手中的利器，拯救了无数生命。

第一节　诺贝尔奖的幕后故事

在医学科技的璀璨星空中，1979年是一个闪耀的年份。这一年，诺贝尔生理学或医学奖做出了一个前所未有的决定，将荣誉授予给了两位看似与医学领域并无直接联系的科学家——塔夫茨大学的教授科马克和英国电子与音乐工业有限公司（EMI）的工程师豪恩斯菲尔德（图6-1）。这一决定背后，是对他们在CT技术领域所做出的开创性贡

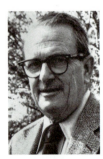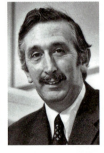

图6-1　科马克（左）和豪恩斯菲尔德（右）

献的至高认可。

　　CT技术的诞生，是科学与工程技术完美融合的典范。科马克——一位理论物理学家，以其深厚的数学功底，特别是积分几何原理的灵活运用，为CT成像奠定了坚实的理论基础。他通过一系列复杂而精妙的计算，证明了从不同角度获取的X射线投影数据能够重构出物体内部的三维结构，这一发现为医学影像领域打开了一扇全新的大门。

　　而豪恩斯菲尔德，作为工程师，则将科马克的理论转化为现实。他巧妙地设计了世界上第一台用于人体的CT扫描机，不仅攻克了硬件制造的重重难关，还开发了配套的图像重建算法，使得这一革命性的医疗技术得以在临床中广泛应用。CT扫描机的诞生，标志着医学影像从此进入了一个全新的时代。

一、CT诞生之初：X射线的意外发现

　　在科学的历史长河中，有许多伟大的发现是科学家们在探索未知领域时意外获得的。X射线的发现就是其中的一个典型例子。这个故事始于19世纪末，当时的科学家们正在研究一种叫作阴极射线的神秘现象。

　　阴极射线的发现可以追溯到1865年。当时，德国物理学家奥托·冯·居里克（Otto von Guericke）发明了气泵，使得科学家们能够研究气体放电现象。随着气压的降低和电压的增加，科学家们观察到气体开始发光，这就是气体放电。进一步的实验揭示了阴极一侧存在一个暗区，当气压降低到一定程度时，阳极竟然开始发光。这表明有一种未知的射线从阴极射向阳极。

　　1888年，德国物理学家伦琴（图6-2）回到了维尔茨堡大学担任

物理教授。他开始研究阴极射线，使用的设备都是从其他科学家那里借来的。伦琴想知道，如果把阴极射线引出玻璃管外，会发生什么。为了实现这一目标，他在玻璃管上钻了一个小孔，用金箔封上，并在外侧加上了纸板支撑。他在小孔外放置了荧光材料，以探测是否有阴极射线出来。

1895年11月8日，伦琴在黑暗的实验室里进行实验时，发现远处的一块荧光板竟然亮了起来。他意识到这可能是某种新的未知射线造成的，他将其命名为X射线。仅仅4周后，X射线的发现就传遍了全世界。伦琴用X射线拍摄了他夫人手部的照片，展示了X射线强大的穿透能力（图6-3）。

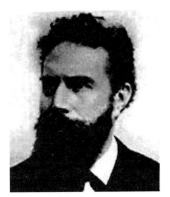
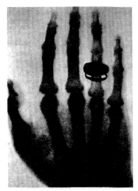

图6-2　伦琴　　　　　　　图6-3　伦琴夫人手部X线片

伦琴没有为X射线的发现申请任何专利，他认为这是属于全人类的。他的发现不仅为他赢得了1901年的首届诺贝尔物理学奖，而且X射线在医学领域的应用也极大地改变了人类的生活。从那以后，X射线成为了医学诊断的重要工具，并且在科学研究和工业领域也发挥着重要作用。

二、第一台CT的正式诞生：CT技术的双星

在医学成像领域，CT技术的诞生无疑是革命性的。而这项技术的基石，是由两位杰出科学家——科马克和豪恩斯菲尔德共同奠定的。

1. 理论先驱科马克

故事始于南非约翰内斯堡，这里诞生了一位未来的科学巨匠——科马克。在英国剑桥大学圣约翰学院深造后，科马克带着满腹学识回到了南非。在开普敦大学任职期间，他深入研究了X射线在软组织中的衰减特性，这对精确评估癌症治疗中的辐射剂量至关重要。在那个计算资源有限的年代，科马克仅凭一台台式计算器，就成功计算出了这些复杂的衰减系数。更令人惊叹的是，他不仅能够从理论上推导出重建不规则形状物体横截面图像的方法，还预见了这种技术在医学诊断中的巨大潜力。尽管当时还没有现成的设备来验证他的理论，但科马克的工作为CT技术的诞生铺设了坚实的理论基础。

2. 实践大师豪恩斯菲尔德

与此同时，在英国诺丁汉的一个农场里，豪恩斯菲尔德正书写着属于他的传奇。从皇家空军退役后，他投身工程领域，最终成为了EMI的一员，专注于商业电子产品的研发。豪恩斯菲尔德不仅参与了英国首台固态计算机的开发，更有着前瞻性的眼光，提出了将计算机技术应用于医学X射线扫描的大胆构想。他意识到，计算机不仅能识别印刷字符，还能用来精确计算X射线穿过人体不同组织时的衰减情况。这一灵感催生了"EMI扫描仪"的诞生。1971年，世界上第一台临床用CT扫描仪在伦敦的阿特金森莫利医院成功安装并投入使用。这一创举迅速在全球范围内引发了轰动，十年间，数百台CT扫描仪遍布世界各地，彻底改变了医学诊断的方式。

豪恩斯菲尔德的贡献在于将科马克的理论转化为实际可用的医疗设备，而科马克则以其深厚的数学功底和敏锐的洞察力，为CT技术提供了坚实的理论基础。两者相辅相成，共同开启了医学影像的新纪元。1971年11月4日，第一张CT图像诞生，这一天被铭记为CT技术的元年。

三、CT发展热潮与行业变革

1972年，豪恩斯菲尔德在英国放射学会会议上首次展示CT技术，瞬间点燃了全球的"CT热"。众多企业纷纷加入这场技术盛宴，希望在这一新兴领域分一杯羹。从EMI到美国通用电气公司（GE)、爱尔森、西门子、东芝，再到飞利浦和佳能，全球影像设备巨头们竞相投入资源，推动CT技术的飞速发展。这场技术竞赛不仅促进了CT设备的快速迭代，还加速了行业洗牌，奠定了当前的市场格局。

随着CT市场的日益成熟，行业整合成为大势所趋。GE并购EMI的CT部门，爱尔森与西门子、皮克的技术交换与合作，飞利浦收购马可尼医疗，这些重大事件不仅丰富了企业的产品线，也推动了CT技术从单排向多排的飞跃。特别是进入21世纪后，16排、64排乃至更高端的多排CT相继问世，实现了扫描速度、图像分辨率和临床应用的全面升级，为全球医疗领域带来了前所未有的发展。

在全球CT市场的激烈竞争中，国产CT品牌也凭借技术创新和成本控制优势迅速崛起。它们不仅在国内市场占据了一席之地，还开始在国际舞台上崭露头角。随着技术的不断积累和品牌的持续推广，国产CT设备正逐步缩小与国际巨头的差距，为全球医疗影像设备市场注入了新的活力。这一过程中，国内外企业的相互学习和竞争合作，共同推动了CT技术的持续进步和临床应用的不断拓展。

第二节　CT设备的构造与成像原理

在计算机技术与医学影像学的交叉融合中，CT技术以其独特的成像方式和卓越的性能，成为了现代医疗诊断不可或缺的工具。自其诞生以来，CT技术不断突破传统成像技术的局限，以无创、高效、精准的特点，为医学界提供了前所未有的视觉洞察力。它不仅能够清晰展示人体内部结构的细微变化，还极大地促进了疾病的早期发现与精准治疗。因此，深入剖析CT设备的构造与成像原理，不仅有助于我们更好地理解这一技术背后的科学原理，更能为CT技术在未来医学领域的应用与发展提供坚实的理论基础。

一、CT设备的构造

CT成像系统的基本构造是实现精确诊断的关键，它包括检查床、扫描机架、计算机处理系统及附属设备。这些组成部分共同协作，确保了CT扫描的高效性和准确性。

1. 检查床

检查床是CT扫描过程中患者定位的平台，其设计必须满足承重、床面材质及高精度的三重要求。承重能力保证了不同体型患者的检查需求，而床面材料则需易于X射线穿透且便于清洁，通常采用碳素纤维。检查床的定位精度对于CT扫描至关重要，尤其是在进行薄层扫描时，误差需控制在 ±0.5毫米以内，高端设备甚至可达到 ±0.25毫米的精度。

2.扫描机架

扫描机架是CT设备的核心，它包含了高压发生器、X射线球管、滤过器、准直器、探测器和数据采集系统等关键部件。

（1）高压发生器：高压发生器为X射线球管提供必要的高压直流电源。现代CT机采用的高频发生器体积小、效率高，功率通常在120千瓦，管电压范围在80～140千伏，X射线管电流范围在20～800毫安。

（2）X射线球管：X射线球管是产生X射线的关键部件，它直接影响CT成像的质量和效率。现代X射线球管需要具备大热容量、高散热率、小焦点尺寸、高稳定性和长寿命。X射线球管的热容量和散热率是衡量其性能的重要指标，目前市面上的技术包括"透心凉"直冷散热技术、0兆散热球管技术、液体轴承技术和飞焦点技术。高端CT机的球管热容量可达到30MHU，而旋转阳极焦点通常采用双焦点模式，以适应不同的检查需求。

（3）滤过器：滤过器的作用是吸收低能量X射线，优化射线能谱，减少患者辐射剂量，并使X射线束能量分布均匀。这对于提高图像质量和减少辐射剂量至关重要。

（4）准直器：准直器通过调节扫描厚度、减少辐射剂量和改善图像质量来发挥作用。前准直器控制辐射剂量，而后准直器则控制扫描层厚。

（5）探测器：探测器负责接收穿过人体的X射线并将其转换为电信号。现代探测器通常采用固体闪烁计数型探测器，以提高X射线的利用率。探测器的最小层厚技术是实现亚毫米级扫描的关键，而随着CT技术的发展，探测器的设计也在不断优化，以适应更宽的探测器宽度和更高的扫描速度。

（6）数据采集系统：数据采集系统负责将探测器接收的电信号进

行缓冲、积分放大，并进行模数转换，最终生成原始的数字信号，供计算机系统进行重建和后处理。

3. 计算机处理系统

计算机处理系统是CT设备的大脑，它通过主计算机和图像重建计算机来控制CT系统的运行，包括检查床的升降、扫描序列的选择、球管的曝光、扫描的开始、延时与终止、原始数据的重建及图像的后处理等。

4. 附属设备

（1）高压注射器：高压注射器在CT增强扫描和CT血管成像中发挥着不可或缺的作用。它能够在短时间内将对比剂集中注入患者体内，提高检查的准确性和成功率。

（2）心电监护仪：心电监护仪在CT冠状动脉和心脏成像中尤为重要。通过心电监护仪，可以捕捉冠状动脉的动态变化，实现静止成像，提高诊断的准确性。

二、CT成像基本原理

CT通过精准测量人体组织或器官对X射线的吸收差异，并借助计算机强大的重建能力，生成详尽的二维横断面图像。这一过程融合了X射线发射、人体吸收、数据采集、图像重建及显示等多个关键环节，共同构成了CT成像的基石。

1. CT成像的基本流程

（1）X射线发射与数据采集：CT扫描始于高压发生器驱动下的X射线球管，其产生的X射线经过精密准直器的校准，精准穿透患者身体，随后被高度敏感的探测器捕捉。随着患者躺在检查床上缓缓移动，X射线球管与探测器系统同步旋转，实现数据的连续、动态采集。这一过程不仅确保了数据的全面性，也为后续的高质量图像重建奠定了坚实基础。

（2）图像重建：采集到的X射线数据经过模数转换器的处理，转化为计算机可识别的数字信号。随后，计算机运用复杂的算法对这些数据进行深入分析，通过数学模型的构建与计算，逐步还原出人体内部的横断面图像。这一过程不仅考验着计算机的处理能力，更对算法的精确性提出了极高要求。

（3）图像显示与后处理：重建完成的图像经过数模转换器的再次处理，转化为直观的模拟信号，最终呈现在监视器上供医生审阅。此外，这些图像还可被传输至工作站进行进一步的优化处理，如对比度调整、病灶标记等，以满足不同诊断需求。

2. CT成像的关键技术

（1）滑环技术：作为CT成像技术的重要里程碑，滑环技术的引入彻底消除了传统电缆连接的束缚，实现了X射线球管与探测器系统的连续、高速旋转。这一创新不仅极大地提升了扫描速度，还有效提高了图像质量，为CT技术的快速发展铺平了道路。

（2）多层螺旋CT技术：在滑环技术的基础上，多层螺旋CT应运而生。该技术通过增加探测器的排数和数据采集通道数，实现了对数据的更快速、更全面的采集。同时，多层螺旋CT还引入了Z轴飞焦点双倍采集技术等先进手段，进一步提升了图像分辨率和扫描效率。

（3）图像重建技术：随着CT技术的不断进步，图像重建技术也在不断创新与发展。从传统的滤波反投影算法到现代的迭代重建技术，每一次技术革新都带来了图像质量的显著提升和辐射剂量的有效降低。此外，自适应多平面重建、加权超平面重建等先进技术的出现，更是为医生提供了更加丰富、直观的图像信息。

综上所述，CT成像技术以其独特的成像原理和不断创新的关键技术，在医学影像领域发挥着举足轻重的作用。随着技术的不断进步和完善，我们有理由相信CT成像技术将在未来为人类的健康事业贡献更多力量。

第三节 CT的医学应用

自1972年首次引入以来，CT技术不仅深刻改变了医学诊断的面貌，更成为现代医疗中不可或缺的重要工具。从单层扫描到多层螺旋CT，从单纯的解剖结构成像到功能成像，从单能量成像到双能量成像，再到多能量成像，每一次技术革新都伴随着图像质量、扫描速度和诊断准确性的显著提升。每一次技术的突破都极大地拓展了医学研究的边界，为临床医生提供了更为精确和直观的病灶信息，助力实现疾病的早发现、早诊断和早治疗。

一、CT经历的六次飞跃

在CT问世的前十年内，虽然经历了五代技术的迭代，但只有第三代CT，即今日广泛使用的类型，因其卓越性能而成为主流。然而，技术的停滞并未持续太久。在第三代CT问世后十年，滑环技术的诞生为CT技术带来了革命性的改变。1985年，佳能首创采用滑环技术替代传统电缆，推出全球首款滑环CT。这一创新有效解决了机架旋转部分与静止部分之间的馈电和信号传递问题，使CT能够实现连续扫描，并提高了设备的结构紧凑性。滑环技术的出现不仅提升了CT的高速旋转能力，减少了机械磨损，并使运行更加安静，更为螺旋

CT的诞生奠定了坚实基础。

1. 第一次飞跃：滑环技术和螺旋CT的诞生

（1）发展史：在此之前，CT扫描依赖于X射线球管逐步旋转扫描，并在每一圈结束后需要机械复位，这不仅延长了检查时间，也限制了图像的分辨率。滑环技术的引入消除了这些限制，使X射线球管得以连续旋转，并允许患者床在扫描期间持续移动，形成一个连续的螺旋路径。这一创新极大地缩短了扫描时间，并首次实现了全身螺旋扫描，为未来更高分辨率的三维重建成像奠定了基础（图6-4）。

螺旋CT实现逻辑

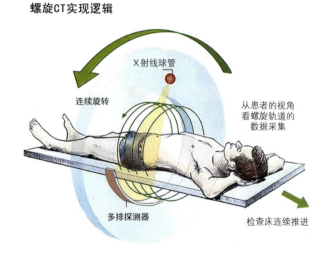

图6-4　螺旋CT实现逻辑

（2）关键技术：20世纪70年代，CT技术经历了第一次重要的飞跃，即滑环技术和螺旋CT的诞生。滑环技术由西门子首次成功应用，并于1989年推出了全球第一台螺旋CT机。

（3）标志性事件：1989年，西门子在北美放射学会年会上发布了世界首台螺旋CT，正式开启了CT扫描从二维切片向三维容积扫描过渡的新时代。这一技术得到了全球影像学界的广泛关注和快速应用。

（4）临床转化：① 缩短扫描时间，传统的逐步扫描需要几分钟甚至更长时间，而螺旋CT可以在数十秒内完成单器官的扫描。② 提高图像质量，滑环技术使得三维图像重建成为可能，医生能够更加准确地查看人体器官的结构，提高了诊断的准确性。③ 提升紧急情况处理能力，螺旋CT对急诊患者尤为重要，如创伤患者或脑卒中患者，能够快速提供精确的诊断图像，帮助医生快速决策。

2. 第二次飞跃：多排螺旋CT的出现

（1）发展史：在单排CT中，探测器只能获取单层数据，限制了扫描速度和图像的覆盖范围。而多排螺旋CT通过在探测器上增加多个排（起初为4排），能够一次获取多个层面的图像数据，缩短了扫描时间，并增加了扫描范围。20世纪90年代中期，西门子、GE、东芝和飞利浦等厂商纷纷推出了基于4排探测器的螺旋CT，这为后续更高排数CT的开发铺平了道路。多排CT带来的技术优势是明显的，尤其在多层面重建、扫描速度和覆盖范围方面实现了质的飞跃。

（2）关键技术：第二次飞跃发生在20世纪90年代中期，主要标志是多排螺旋CT的出现。与早期的单排探测器不同，多排探测器技术使得每次旋转可以同时获取多个层面的数据，从而大幅提升了扫描效率和图像分辨率（图6-5）。

（3）标志性事件：1998年，在北美放射学年会上，多家CT厂商发布4排螺旋CT，这被公认为CT技术的第二次重大飞跃。GE、飞利浦和西门子等全球领先的CT制造商迅速将多排技术应用于临床，开启了高速、高分辨率的成像时代。

（4）临床转化：① 更快的扫描速度，多排探测器可以一次采集多个层面数据，加快了全身扫描的速度，尤其对全身肿瘤筛查和复杂的

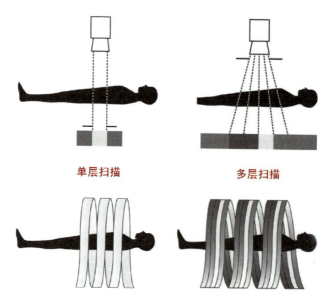

单层扫描　　　　　　多层扫描

图6-5　多排CT实现逻辑

血管成像有重要意义。② 更高的图像分辨率，多排螺旋CT能够提供更精细的横断面图像，并增强三维重建的能力，从而为复杂器官和血管系统的诊断提供更多细节。③ 扩大了应用范围，多排螺旋CT不仅加速了常规检查的速度，还使得复杂的扫描成为可能，如快速运动器官（肺部或肝脏）的成像。④ 提高诊断准确性，多排技术使得医生可以更快速、更准确地完成全身或局部成像，特别是在急诊和复杂疾病（如多器官创伤、脑血管病等）中大幅提高了诊断效率。⑤改善了患者体验，由于扫描时间缩短，患者的等待和检查时间减少，尤其对于急诊患者或无法长时间保持静止的患者，这一改进尤为重要。

　　3.第三次飞跃：64排螺旋CT（容积CT）

　　（1）发展史：在2004年，GE医疗系统在北美放射学年会上推出了全球首台64排螺旋CT。这是CT技术发展史上的一次重大突破，标志着CT从二维图像过渡到三维、四维容积成像时代。64排螺旋CT的问世为临床影像学带来了革命性改变，使得大范围的多器官扫描在一次呼吸暂停内完成成为可能。

64排螺旋CT的核心技术是通过增加探测器排数（从先前的16排到64排），使得一次扫描可以捕获更多的横断面数据，减少了采集时间并提高了图像分辨率。更重要的是，它引入了"容积扫描"的概念：一次扫描可以采集一个器官或人体部位的完整容积数据，而不仅仅是分割成多个层面。数据采集的速度和范围显著增加，同时图像的质量也得到了提升。

（2）关键技术：① 容积成像，通过64排探测器阵列获取的大量数据，可以通过重建算法生成器官的三维容积图像。这使得医生可以从多个角度查看病变部位，并在心脏、肺部和脑部成像中带来显著的临床优势。② 后处理技术的发展，与64排螺旋CT同步发展的还有先进的图像后处理技术，如多平面重建、曲面重建等。这些技术使得医生能够从不同的视角重建出更多清晰的解剖图像，极大地提升了诊断的准确性。

（3）标志性事件：2004年，GE在北美放射学会年会上推出了首台64排螺旋CT，这是全球影像诊断领域的一个里程碑。随后，飞利浦、西门子和东芝（现佳能）等其他主要厂商也推出了各自的64排螺旋CT设备，推动了这一技术的迅速普及。随着64排螺旋CT的推广，它迅速被应用于多个临床领域，尤其在心血管成像中显示了巨大的潜力。在心脏成像中，心脏结构的精细可视化和冠状动脉的无创成像成为64排螺旋CT的重要突破之一，进一步推动了非侵入性心脏检查的发展。

（4）临床转化：① 全身成像的效率提升，64排螺旋CT使全身扫描速度大大加快，可以在一次呼吸暂停内完成大范围扫描。这对于急诊室的创伤患者和癌症筛查有重要意义，提供了更迅速的诊断和治疗决策支持。② 心脏病诊断的突破，64排螺旋CT使得心脏冠状动脉的成像成为现实，特别是在冠心病的早期检测和无创评估方面，替代了部分传统的侵入性检查，如冠状动脉造影。CT冠状动脉成像可以快速、准确地评估心脏血管的狭窄程度和钙化水平，从而减少了侵入性检查的需求。③ 神经系统成像，64排螺旋CT在神经系统疾病的检测中也带来了新的机遇。通过高速成像技术，可以对急性脑卒中患者进行快速评估，帮助医生尽早实施治疗干预，极大提高了患者的生存率和预后。④ 放射剂量优化，随着64排螺旋CT技术的成熟，扫描时的放射剂量逐步得到了优化，降低了对患者的辐射风险。这种优化技术有助于在保持高图像质量的同时减少辐射暴露，尤其在儿科成像和反复CT检查的患者中意义重大。

4. 第四次飞跃：心脏CT技术的突破（双源CT与宽探测器CT）

（1）发展史：在CT技术的发展过程中，心脏成像是一个极具挑战性的领域，原因在于心脏的高速运动及冠状动脉成像的高分辨率要求。在传统CT设备上，心脏影像往往存在运动伪影，影响诊断的准确性。为了应对这些挑战，双源CT和宽探测器CT技术相继出现，推动了心脏CT技术的革命。双源CT由西门子在2005年率先推出，采用了双源双探测器系统，能够显著提高时间分辨率，从而减少心脏运动伪影。同一时期，东芝（现佳能）推出了宽探测器CT，采用了宽覆盖的探测器阵列，能够在单次旋转中捕捉到整个心脏的影像。这些技术突破使得CT成像在心脏病学领域的应用变得更加成熟和精准。

（2）关键技术：① 双源CT技术，双源CT通过配置两个独立的X射线源和探测器，能够以不同的能量和角度同时捕捉心脏的图像。其最大优势在于时间分辨率大幅提升，能够在极短时间内完成成像，从而减少心脏运动伪影。② 宽探测器CT技术，宽探测器CT采用320排探测器阵列，覆盖160毫米的宽度，能够在单次旋转中捕捉整个心脏的容积数据。这避免了传统多旋转或拼接成像的需求，大幅缩短了扫描时间，特别适用于心脏和全身大范围扫描。

（3）标志性事件：2005年，西门子推出首台双源CT，成为心脏CT技术的重要里程碑。其极高的时间分辨率解决了心脏高速运动带来的成像难题，显著提高了冠状动脉病变的可视化能力。在随后的几年中，东芝（现佳能）推出了320排探测器CT，它一次性扫描的宽度覆盖了整个心脏，减少了扫描时间，并极大地提高了心脏容积成像的效率。这些CT技术的引入，标志着心脏病学进入了无创影像诊断的新时代。冠状动脉CT血管造影成为评估冠心病的重要工具，替代了部分侵入性诊断手段，如冠状动脉造影。

（4）临床转化：① 更高精度的冠状动脉评估，双源CT和宽探测器CT极大提高了心脏冠状动脉的成像精度，特别是在非稳态或高心率患者中，双源CT可以在不使用β受体阻滞剂的情况下完成冠状动脉成像，避免了传统药物干预的风险。② 心脏功能分析的提升，这些技术不仅能够清晰显示心脏解剖结构，还能实现心脏功能的动态评估，如评估心室功能、心脏瓣膜异常等。宽探测器CT尤其适合心脏功能的时间相分析，通过一次心搏的多时间点扫描，能够更精确地分析心脏的收缩与舒张过程。③ 降低辐射剂量，通过先进的探测器技术和优化的扫描模式，双源CT和宽探测器CT显著降低了辐射剂量，特别是在心脏病学等需要进行反复影像学检查的领域，降低了患者的长期辐射暴露风险。④ 心血管事件的早期检测与干预，心脏CT的快速和精准成像，使得冠心病、心肌梗死等重大心血管事件能够在早期得到检测和评估，帮助医生做出更及时的干预决策，降低了突发心血管事件的风险。⑤冠状动脉钙化评分的广泛应用，双源CT和宽探测器CT不仅在冠状动脉成像中表现出色，还能够准确评估冠状动脉钙化，提供钙化评分，帮助预测冠状动脉疾病的风险，指导预防性治疗和生活方式干预。

5. 第五次飞跃：双能CT技术的成熟与发展

（1）发展史：双能CT技术起源于20世纪70年代，但真正的临床应用始于2006年。双能CT通过使用两种不同能量的X射线源来获取同一部位的影像信息，使得不同组织和材料的能量吸收特性得以区分，从而实现更丰富的成像信息。早期的CT设备仅能利用单一能量成像，而双能CT的出现，使得对组织的化学组成及病变性质有了更精准的分析。2006年，西门子推出首台基于双源CT的双能CT系统，使双能技术进入临床应用。这台设备通过两个独立的X射线球管，以不同的电压进行扫描，从而实现对组织和病变的差异化分析。此后，各大厂商（如GE、飞利浦、佳能）纷纷研发各自的双能CT技术，推动了这一领域的迅速发展。

（2）关键技术：在双能CT成像技术中，五种主要模式——双源双能CT、快速管电压切换双能CT、双能量层探测器CT、分束滤光片双能CT及连续扫描双能CT——各自展现了独特的优势与局限。双源双能CT以其高效物质分解能力和高时间分辨率在心脏成像等领域表现出色，但设备成本和辐射剂量问题仍需关注。快速管电压切换双能CT则通过单次扫描过程中的快速电压切换实现了高效数据采集，保持了全视野覆盖，但时间分辨率和图像噪声可能成为限制因素。双能量层探测器CT利用双层探测器设计，实现了光谱的高效分离与快速成像，然而探测器制造的复杂性和潜在的散射问题有待解决。分束滤光片双能CT通过简单的滤光片分束方式实现了设备兼容性，但光谱分离效果和辐射剂量控制方面存在提升空间。连续扫描双能CT以其设备要求低和操作简便的特点，在成本效益上占据优势，然而低时间分辨率和重复辐射剂量成为其应用的主要障碍。

（3）标志性事件：2006年，西门子推出的首台双源双能CT是这一技术进入临床应用的标志性事件。双源双能CT通过两个X射线源，解决了不同能量成像的同步性问题，开创了CT成像的新纪元。各大厂商推出不同双能扫描技术：GE推出基于快速切换能量的双能CT，飞利浦推出其独有的双层探测器双能CT，这些标志着双能CT技术走向多样化，各厂商根据不同临床需求设计了差异化技术路线。随后双能CT在临床中被广泛应用，包括泌尿科、神经科、心脏病学和骨科等。特别是在肾结石成分分析、痛风诊断、血管斑块成分分析、肺栓塞检测等方面，双能CT带来了革命性变化。

（4）临床转化：① 精确的组织成分分析，双能CT能够通过两种能量成像，分析不同组织或病变的化学组成。例如，双能CT可用于鉴别尿结石的成分（如草酸钙和尿酸结石），这对临床治疗方案的制定具有重要意义。② 减少造影剂使用，由于双能CT可以通过材料分解技术生成不依赖造影剂的增强影像，部分检查可减少或完全不需要造影剂，这对有肾功能不全的患者尤其有利。③ 血管疾病诊断的精度提升，在血管疾病的诊断中，双能CT可以区分钙化斑块和软斑块，帮助医生更好地评估动脉粥样硬化的严重程度。双能CT对肺栓塞患者也特别有帮助，能够清晰地显示血栓及其化学组成，辅助制定治疗计划。④ 肿瘤诊断和治疗计划制定，双能CT能够精确区分肿瘤与周围正常组织的能量衰减差异，提供更清晰的肿瘤边界。这在制定肿瘤治疗方案，尤其是放疗计划时具有重要的指导意义。⑤更全面的多相成像能力，双能CT能够提供更广泛的图像信息集，如同时进行虚拟无对比扫描和常规增强扫描。这意味着医生可以从单次扫描中获取多种诊断信息，减少患者多次接受扫描的需求，优化了影像检查流程。

6. 第六次飞跃：彩色CT

（1）发展史：彩色CT是CT成像技术中最前沿的进展之一。彩色

CT突破了传统灰阶CT图像的局限，通过探测和分析X射线光子在多个能量水平上的衰减信息，实现了多能量成像。这一技术可以生成类似于"彩色照片"的CT图像，提供关于组织、材料，甚至分子成分的丰富信息。

彩色CT的基础技术源自20世纪末的光子计数探测器技术。光子计数器可以直接记录每一个X射线光子，并同时测量其能量。这使得每个光子的能量信息得以保留，不同能量下的X射线光子可以提供丰富的组织衰减特性。直到21世纪初，硬件与探测器材料（如镉锌碲化物探测器，CdZnTe）有了质的飞跃，光子计数技术得以实际应用于临床。

2018年，西门子推出了全球首台可用于临床的光子计数CT设备，标志着彩色CT技术真正进入了临床实用阶段。这项技术不仅可以提供高分辨率影像，还可以区分不同化学成分，成为精准医学的重要工具。

（2）关键技术：① 光子计数探测器，彩色CT的核心在于光子计数探测器技术。与传统的能量整合探测器不同，光子计数探测器能记录每一个到达探测器的X射线光子，并根据其能量进行分类。这种方式不仅提高了图像分辨率，还能提供多能谱成像。② 低剂量高效成像，光子计数CT具有更高的探测效率，能够在较低的辐射剂量下获得高质量图像。其对低能量X射线的敏感性尤其适合需要低剂量检查的患者群体，如儿童或需多次CT检查的慢性病患者。

（3）标志性事件：① 2018年西门子推出全球首台光子计数CT，这是彩色CT走向临床的标志性事件。这台设备基于光子计数探测器，提供了超高空间分辨率和多能谱成像，成为精准医学中的突破性工具。② 美国食品药品监督管理局批准光子计数CT用于临床，彩色CT技术获得美国食品药品监督管理局的批准，进一步推动其在全球范围内的临床应用。这一事件标志着彩色CT从实验室走向了大规模应用。随着技术的成熟，彩色CT迅速在各大医疗中心和科研机构中得到应用，并被用于研究心血管疾病、肿瘤学、神经影像学和骨科疾病等多个领域。

（4）临床转化：①更精准的组织成分区分，彩色CT能够通过多能谱成像区分不同组织的化学成分，如钙、脂肪、血液等。这使得医生在诊断时能够获得比传统CT更丰富的组织信息。例如，彩色CT可以更准确地鉴别肿瘤组织与周围正常组织，提高肿瘤的早期诊断率。②减少造影剂使用，由于彩色CT能够通过多能谱技术区分组织的化学成分，因此在某些情况下可减少或不需要使用造影剂。对于那些对造影剂过敏或有肾功能不全的患者，彩色CT提供了一个安全的替代方案。③高空间分辨率与更丰富的影像信息，彩色CT具有更高的空间分辨率，能够捕捉到微小病灶和细微结构。这对于早期疾病的发现和诊断至关重要。此外，彩色CT的多能谱成像为影像诊断提供了更多维度的信息，特别是在复杂病例中可以提供更细致的病灶特征分析。④改善骨骼与软组织疾病的诊断，彩色CT能够精准区分骨骼和软组织中的微细结构差异，如可以准确区分骨折、骨质疏松引起的微小骨损伤，以及软组织病变。这对骨科疾病的早期诊断和治疗规划具有重要意义。⑤增强肿瘤定性与分期能力，在肿瘤学应用中，彩色CT能够更准确地测量肿瘤组织的密度与成分，帮助医生鉴别恶性肿瘤和良性病变。此外，它在肿瘤分期中能够更好地展示病变扩散的情况，有助于制定更精准的治疗计划。⑥心血管疾病的非侵入性检测，彩色CT可以更清晰地显示血管结构、斑块特征及其成分，帮助医生准确评估心血管疾病的风险。例如，它能够区分钙化斑块和软斑块，并识别高风险的易破裂斑块，从而为心血管疾病的早期预防提供了无创、精准的工具。⑦提高成像的时间效率与降低辐射剂量，彩色CT具有更高的探测效率和更强的信噪比，因此在较短的扫描时间内即可生成高质量图像。同时，由于其高效的光子探测技术，患者接受的辐射剂量显著减少，特别适合那些需多次成像的患者。

二、主流CT的应用现状

CT技术在近年来取得了显著的进展，并且其应用现状呈现出多样化和高端化的发展趋势。从市场保有量来看，中国的CT设备人均保有量为每百万人拥有31.73台，显示出巨大的成长空间。目前中低端CT已基本实现国产化，而高端市场仍主要由国际巨头（如GE、西门子和飞利浦）主导。不过，随着国家政策的支持和行业机遇的到来，国产CT设备在中高端市场也迎来了新的发展机遇。

在技术层面，中国已经成功推出拥有完全自主知识产权和核心技术的128层螺旋CT，并在PET-CT研制方面取得了重大进展。此外，国内企业依靠掌握的核心技术和产业化经验，研发出高性价比的128层和高端256层螺旋CT，在车载CT等特殊应用中不断推陈出新。

在临床应用方面，CT技术广泛应用于头部、胸部、四肢等部位的平扫检查和腹部增强检查，其中胸部低剂量CT尤其受到重视。血管成像技术（CTA）作为一种日趋成熟的诊断工具，在常规诊断中甚至部分取代了数字减影血管造影（DSA），其扫描速度快、效果肯定，对于微小血管及静脉的显示效果优于磁共振血管成像（MRA）。

此外，随着人工智能（AI）技术的发展，AI辅助诊断在CT领域也开始得到应用，进一步提高了诊断的准确性和效率。例如，利用深度学习的CT血流储备分数技术在冠状动脉疾病诊断中的应用，以及利用对比增强技术改善门静脉CTA图像质量的效果。

三、未来趋势

随着科技的快速进步，CT技术正朝着更加精确、快速和安全的方向发展。未来的CT技术将集成先进的AI算法，以提升图像处理能力和诊断准确性，帮助医生更有效地识别疾病。高分辨率成像显著提高了细微结构和病变的可视化能力，使得早期诊断更加精准。通过增强图像细节，医生能够更有效地评估病情和制定个体化治疗方案。多模态成像的结合将为临床提供更全面的患者信息，使得个体化医疗成为可能。此外，低辐射技术的不断创新，将有效降低患者的辐射风险，提升影像学的安全性。伴随大数据的兴起，CT技术将在流行病学研究和公共卫生监测中发挥越来越重要的作用。通过这些前沿技术的发展，CT不仅会增强临床决策的科学性，还将推动医学影像学的整体进步，为患者提供更高质量的医疗服务。未来，CT技术将继续在医学研究和临床应用中扮演关键角色，推动健康管理的变革。

1. 人工智能CT(AI-CT)

随着医学影像技术的迅猛发展，CT正逐步集成先进的AI算法。这一整合不仅提升了影像质量和扫描效率，还优化了诊断流程。AI在智能摆位、扫描协议、图像重建和辅助诊断等多个环节的应用，使得CT技术变得更加智能化，能够更好地满足临床需求。

（1）集成扫描端

智能摆位：AI在CT扫描中通过分析患者的解剖特征和检查要求，自动优化摆位。这一过程可以通过摄像头提取患者的位置信息，实现自动优化摆位，该技术在2019年发展迅速，可实现隔空操作扫描床，有效隔离患者与操作间，保护了医务工作人员。另外，智能摆位系统能够根据具体的扫描目标（如特定器官或病变）进行定制化调整，确保获取最佳成像效果。

智能扫描协议：AI可以根据患者的个体情况（如体型、病史等）自动选择最佳的扫描协议。这种智能化的调整确保了在保证图像质量的前提下，最大限度地减少扫描时间和辐射剂量。通过机器学习，系统能够从大量临床数据中不断学习，优化扫描参数，提高效率。

（2）集成重建端

集成在CT成像平台：在最新的CT设备中，AI算法被集成进图像重建流程中。这使得重建过程不仅更快，而且图像质量更高。AI算法能够有效去除噪声，增强对比度，提高图像分辨率，并且降低了模型迭代算法给图像带来的"模糊效应"，帮助医生获取更清晰的影像信息。

独立与CT设备的重建应用：许多新兴的AI重建应用可以独立于现有CT设备运行。这些软件工具可以对扫描后的图像进行后处理，利用深度学习技术进行高质量图像重建。这种独立性为医院提供了灵活性，使其能够在不更换设备的情况下提升影像质量。

（3）集成诊断端

集成在CT成像平台：许多先进的CT成像平台已经开始集成AI辅助诊断工具。这些系统能够实时分析获取的图像，识别潜在的病变或异常，并提供初步诊断建议。这样的集成可以减少医生的工作负担，缩短诊断时间，提升诊断准确性。

独立的辅助诊断应用：此外，独立的AI诊断应用程序也在不断发展。这些程序可以对存档的CT影像进行深度学习分析，帮助医生发现微小的病变、肿瘤或其他病理变化。这种后期分析不仅增强了医生的诊断能力，还为研究和教育提供了宝贵的数据支持。

2. 高分辨率CT(HRCT)

HRCT成像近年来取得了显著的进展，极大地推动了医学影像的精细化和精准化。通过硬件设备的优化和新型探测器的应用，超高分辨率CT（UHRCT）显著提高了空间分辨率，能够捕捉更加微小的解剖结构，尤其在骨骼、肺部和心血管系统的成像中表现卓越。同时，图像重建技术的创新，特别是迭代重建算法和基于深度学习的超分辨率重建技术，使得在低剂量条件下也能获得清晰的图像。这些技术突破不仅提升了临床诊断的准确性，还在减少辐射剂量、提升图像处理效率方面表现出色，推动CT成像向更高精度和更广泛的应用领域发展。

（1）高分辨率扫描：UHRCT技术通过硬件和成像流程的优化，提供比传统CT更精细的图像，主要体现在空间分辨率的提升。UHRCT扫描主要通过以下几方面的改进实现。① 探测器技术的进步：a. 探测器像素尺寸的缩小，UHRCT使用更小像素的探测器，这可以显著提高空间分辨率。目前，UHRCT的探测器像素可以达到0.25毫米甚至更小，从而能够捕捉更加细微的解剖结构。b. 新型材料的应用，通过使用具有更高灵敏度和低噪声特性的探测器材料，如硅光电二极管和钨阳极，可以减少辐射剂量，同时提高成像质量。② 高精度的机械运动控制：为了支持高分辨率成像，扫描仪的机械运动精度必须得到显著提高。现代UHRCT扫描系统使用精确的运动控制和高速扫描技术，减少由于运动伪影造成的图像模糊。③ X射线球管技术的进化：通过缩小X射线的焦点尺寸，UHRCT可以减少光斑扩展，提升图像细节。这种技术在微结构成像（如骨骼、肺部小结节、细微血管成像等）中尤其有效。

（2）高分辨率重建：CT超高分辨率重建技术主要依靠图像后处理算法的进步，在不增加扫描时间或辐射剂量的前提下，大幅提升成像的空间分辨率和图像质量。① 传统重建方法的局限性：传统的滤波反投影算法由于其线性特性，在图像噪声抑制和分辨率提升上存在一定的限制。尽管简单快速，但它无法充分挖掘图像数据中的全部细节信息。② 迭代重建：近年来，迭代重建得到了广泛应用，通过模拟X射线与人体组织的相互作用，以及利用噪声模型，反复优化图像重建过程。这种技术能够有效地减少图像噪声，尤其是在低剂量扫描下，实现图像分辨率的显著提升。平衡低剂量与高分辨率。迭代重建算法可以在减少辐射剂量的同时保持或提高分辨率，这是传统算法难以实现的。③ 深度学习和AI驱动的重建技术：a. 引入深度学习和AI算法，深度学习技术近年来在CT图像重建领域取得突破，通过神经网络模型，AI可以学习大量的低分辨率与高分辨率图像数据对，进而在重建过程中生成更高分辨率的图像。这些模型可以去除噪声、修复细节，甚至在低剂量或低质量图像下也能重建出清晰的图像。b. 超高分辨率重建，基于AI的超高分辨率重建技术利用深度学习模型预测并补充图像中缺失的细节信息。通过从低分辨率图像推测高分辨率信息，这种方法在脑、肺、心脏等器官的细微结构成像中表现尤为出色。④ 混合重建技术：现代CT重建技术往往结合多种方法，如迭代重建与深度学习模型的融合。这种混合重建技术不仅能够在硬件性能提升的基础上充分利用成像数据，还能根据不同的临床需求动态调整成像分辨率和噪声水平。

3. 光子计数CT（PCCT）

PCCT是近年来超高分辨率扫描领域的前沿技术，它可以直接记录和计数每个X射线光子的能量信息。这种技术不仅能显著提高空间分辨率，还能通过精确能量分辨率减少伪影和散射射线的影响。PCCT的分辨率通常能达到100 ～ 150微米，是目前最接近真实解剖学结构的成像技术之一。

（1）PCCT的发展史：PCCT的发展历史可以追溯到20世纪50年代，当时科马克在南非使用光子计数探测器进行了初步的成像实验研究。然而，由于当时的技术限制，如光通过量较小及高光通过量带来的脉冲堆积问题，使得这项技术难以进入临床应用。经过多年的探索和优化，研究者们逐渐找到了多种路径来改进光子计数探测器。这些路径包括气体材料直接转化、闪烁体材料间接转化及半导体材料直接转化等方法。其中，以半导体材料（如碲化镉、碲锌镉或硅等）制成的光子计数探测器因其高分辨率、快速响应和丰富的能量信息优势，逐渐成为PCCT技术的主流方向。到了2021年，全球医疗成像领域迎来了一个里程碑式的时刻——西门子的PCCT系统NAEOTOM Alpha成功获得美国食品药品监督管理局的批准，这一成就不仅标志着PCCT技术从研发迈向了临床应用的新阶段，更被业界广泛盛赞为自2008年能谱成像CT诞生以来，CT成像领域历经十多年发展后的又一次重大技术突破。该设备能够测量每一个单独X射线光子并生成诊断影像，从而真实还原物质本来的信息，显著提高了图像质量和诊断性能。随着技术的不断发展，光子计数CT在多个临床领域中展现出其独特的优势，如心脏、血管、胸部和肌肉骨骼放射学等亚专业.此外，新型半导体材料的应用进一步提升了X射线剂量效率，实现了辐射剂量的大幅降低。

（2）PCCT的技术特点：① 直接转换与能量分辨，PCCT采用先进的半导体探测器，实现了X射线光子到电信号的直接转换，省去了传统CT中的光电转换步骤。这种直接转换机制不仅提高了X射线光子的利用效率，还赋予了PCCT独特的能量分辨能力。通过设置不同的能量阈值，PCCT能够精确区分和计数来自不同能量级别的X射线光子，为临床提供更加丰富的诊断信息。② 高空间分辨率，得益于省去了物理隔膜设计，PCCT探测器的像素尺寸得以大幅缩小，实现了前所未有的高空间分辨率。这种高分辨率成像能力使得医生能够更清晰地观察到人体内部的细微结构，如小支气管、肺小叶间等，为疾病的早期诊断提供了有力支持。③ 低电子噪声，PCCT通过直接转换机制有效去除了电子噪声的干扰。电子噪声通常是由产生X射线的电器装置生成，并在采样信号中表现为恒定的幅度。PCCT通过设置高于电子噪声幅度的阈值来区分脉冲高低，从而实现了电子噪声的有效抑制，进一步提升了图像质量。④ 多能谱成像技术，PCCT引入了独特的能量箱理念，实现了真正的多能谱成像。通过将X射线光谱分割成多个能量级别的"箱"，PCCT能够生成虚拟单能量图，为临床提供更为精确的诊断支持。此外，多能谱成像还能识别并区分不同物质，以彩色图像的形式直观展示，为医生提供了全新的诊断视角。⑤低辐射剂量，PCCT在降低辐射剂量方面表现出色。由于其高原子序数和强X射线吸收系数，PCCT能够在毫米级厚度内有效吸收X射线光子，从而在实现高质量成像的同时显著减少辐射暴露。这对于需要频繁进行CT检查的患者来说尤为重要，有助于降低辐射风险并保护患者健康。尽管PCCT技术具有诸多优势，但也面临着辐射损伤和成本高昂等挑战。未来需要继续研发更加耐用、长寿命的光子计数探测器以降低维护成本并延长使用寿命。同时随着技术的不断进步和成本的逐步降低，PCCT有望在临床应用中发挥更加广泛和深入的作用，为医学影像学的发展注入新的活力。

4. 相位对比CT(PhCCT)

PhCCT是近年来影像领域的一个重要创新，扩展了传统CT的应用范围。不同于依赖于X射线衰减特性的常规CT，PCCT利用物质对X射线相位的影响，从而增强了软组织和低对比度结构的成像能力。这种技术能够捕捉常规CT难以分辨的细微结构，如软组织、微小血管和癌性病变的边界，尤其在生物医学领域展现出巨大的潜力。随着X射线相位干涉技术、计算机处理能力和探测器技术的不断进步，PCCT在提高空间分辨率和图像对比度方面取得了显著进展。它不仅有助于疾病的早期诊断和精确定位，还在材料科学和其他精密检测领域发挥着越来越重要的作用，成为CT成像技术未来发展的重要方向之一。

PhCCT的基本原理是通过检测X射线在穿过物体时产生的相

位变化来重建图像。这种技术可以显示出传统吸收成像难以显现的细节，如软组织结构和生物材料的内部结构。例如，在乳腺CT中，PhCCT可能有助于减少辐射剂量并提高图像质量。

此外，PhCCT还具有较高的信噪比，这意味着它能更好地区分不同类型的组织或材料。这对于医学诊断尤为重要，因为它可以帮助医生更准确地识别病变区域或其他重要的解剖结构。

然而，PhCCT也面临一些挑战。由于需要使用高能X射线和特定的光学元件（如光栅干涉仪），这使得设备成本较高且操作复杂。此外，相位对比成像对光源的相干性要求较高，这限制了其在常规临床环境中的应用。

参考文献

梁长虹, 黄飚. 多层CT技术飞速发展, 临床应用不断创新[J]. 中华放射学杂志, 2006, 40(9): 901-902.

Agostini A, Borgheresi A, Mari A, et al. Dual-energy CT: theoretical principles and clinical applications[J].Radiologia Medica, 2019, 124(12): 1281-1295.

Brombal L, Arfelli F, Delogu P, et al. Image quality comparison between a phase-contrast synchrotron radiation breast CT and a clinical breast CT: a phantom based study[J]. Scientific Reports, 2019, 9(1): 17778.

Flohr T, Schmidt B. Technical basics and clinical benefits of photon-counting CT[J]. Invest Radiol, 2023, 58(7): 441-450.

Hemmingsson A, Jung B, Ytterbergh C. Dual energy computed tomography: simulated monoenergetic and material-selective imaging[J].J Comput Assist Tomogr, 1986 , 10(3): 490-499.

Howell J D. The CT scan after 50 years-Continuity and change[J]. N Engl J Med, 2021, 385(2): 104-105.

Mileto A, Guimaraes L S, McCollough C H, et al . State of the art in abdominal CT: The limits of iterative reconstruction algorithms[J]. Radiology, 2019, 293(3): 491-503.

Nicholls M. Sir Godfrey Newbold Hounsfield and Allan M. Cormack[J].European Heart Journal, 2019, 40(26): 2101-2103.

Seeram E. Computed tomography image reconstruction[J]. Radiol Technol, 2020, 92(2): 155CT-169CT.

Yang G Z, Firmin D N. The birth of the first CT scanner[J].IEEE engineering in medicine and biology magazine: the quarterly magazine of the Engineering in Medicine & Biology Society, 2000, 19(1): 120-125.

Yeh D.Trauma: A comprehensive emergency medicine approach[J].JAMA, 2012, 307(9): 973-974.

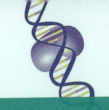

第七章
朊病毒——可怕的疯牛病病毒

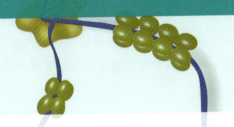

　　美国病毒学家卡尔顿·盖杜谢克（D. Carleton Gajdusek）与科学家巴鲁克·布卢姆伯格（Baruch Blumberg）由于发现了传染病起源和传播的新机制，共同荣获1976年诺贝尔生理学或医学奖。盖杜谢克揭示了人类一种全新形式的亚细胞感染因子，该因子可引发非炎症性脑部疾病，这是人类朊病毒病的首次发现。美国生物化学家斯坦利·普鲁辛纳（Stanley B. Prusiner）因发现朊病毒（prion）是引起传染性海绵状脑病的原因，于1997年获得了诺贝尔生理学或医学奖。普鲁辛纳的研究推动了人们对蛋白质折叠错误与神经退行性疾病之间联系的理解。

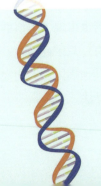
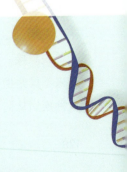

克-雅病可以导致人的大脑急速萎缩甚至死亡，其感染原因曾经是一个难解的谜题。然而，谁都没有预想到，蛋白质（朊病毒）竟然被推测为病原体。现在人们已经明确，朊病毒蛋白是库鲁病、疯牛病（又称牛海绵状脑病）及羊瘙痒病等病症的病原体。1997年，普鲁辛纳因为这一伟大的发现而成为诺贝尔生理学或医学奖获得者。

第一节　诺贝尔奖的幕后故事

一、别人笑我太疯癫：诡异的"疯"病

1. 羊瘙痒病

18世纪30年代，欧洲一些地区的绵羊和山羊群中，大面积爆发了一种奇怪的病症：它们步态蹒跚，嘴唇发抖，肌肉抽搐，不时啃咬自己，还一个劲儿在篱笆、树木、岩石上刮蹭身体，直到皮肉破损，就像正在忍受着剧烈的瘙痒，随后逐渐表现出焦虑、不合群等症状，从症状出现到最后死亡的时间在十几天到几十天不等。人们形象地称之为羊瘙痒病。

此后的200多年里，其他国家的农场也出现了类似的病症。发病的羊一只接一只死去，每十只母羊中就有一只因此而亡。羊瘙痒病看起来不像是遗传性疾病，但又无法追溯其他病因。人们完全搞不清楚这种疾病从何而来，也没有任何救治的办法。

到20世纪30年代，当一位科学家在测试针对另一种疾病的新疫苗时，意外引发了一场羊瘙痒病疫情。疫苗的部分成分是由羊脑提取物所制成的，尽管已用福尔马林对其进行了彻底的灭活，但疫苗仍具有一定的感染性。从那时起，兽医学家达成一种共识，认为羊瘙痒病既然是可传染的，那么一定是由微生物引起的。

但这种微生物又是何方神圣呢？

福尔马林杀不死它，清洁剂、沸水和紫外线照射也同样对它无能为力，甚至于能阻挡最小病毒的过滤器都拿它没办法。它在被感染的动物体内不会引起免疫反应，有时候，从注入含有该微生物的物质到动物开始发病，有着很长的延迟时间，但将它直接注射到动物大脑中，则会缩短发病时间。

羊瘙痒病的真相始终困扰着科学家们。

2. 库鲁病

澳大利亚北部的新几内亚岛，是世界第二大岛，由于人烟稀少，新几内亚岛的很多地方仍然保留着原始状态。在这片神秘的地域，有着一个充满原始气息与野性的土著部落，他们称自己为弗雷人。

20世纪20年代，这些原始部落的大部分妇女和孩子都会莫名其妙地患上一种可怕的疾病。患者发病后，一开始会感到头痛、关节痛，偶尔会发抖、呆滞。接下来，他们的腿会打战，走路摇晃，然后整个身体开始摇晃，说话开始吐字不清并且会突然大笑起来。最后就基本失去了所有记忆，所有生存的本能都变得只剩一件事情——笑，永无止境的笑，直至精疲力竭，最终"快乐"地死去。

这种怪病被本地人称为库鲁病（Kuru，在当地意为"因恐惧而颤抖"），俗称"笑病"。同羊瘙痒病一样，库鲁病的致死率也达到100%。原始的自然条件使他们无法对这种疾病有更加深刻的了解，也没有找到有效的治疗方式，他们能做的只有将自己的伙伴逐出部落。

到了20世纪50年代末，库鲁病成为导致弗雷部落女性死亡的主要原因。它导致女性的大量死亡，以致男女比例失衡，变成了3∶1。除了女性，儿童也易感染这种疾病，但成年男子受到感染的情况相对少见。

那时，人们并没有发觉欧洲农场的羊瘙痒病和新几内亚岛上的库鲁病之间有什么联系，也不会料想到，一类前所未知、充满谜团的病原体，已经悄悄展露出了它的魅影。

3. 克-雅病

克-雅病是一种可传播的罕见脑病，主要发生在50～70岁人群之间，被感染的人可以有睡眠紊乱、个性改变、共济失调、失语症、视觉丧失、肌肉萎缩、肌阵挛、进行性痴呆等症状，并且会在发病的1年内死亡。该病早在1922年就被发现，但一直不清楚致病原因，也无法医治。克-雅病发病率非常低，不足百万分之一，目前全世界每年有6 000多人患病。

4. 疯牛病

时间又来到了1985年，在英国东南部的一个小城里，当地农户饲养的一头奶牛患了一种不常见的病。这头牛最开始只是没有精神，看上去病恹恹的，也不想进食。不过，接下来它的症状和出现羊瘙痒病的羊差不多，开始站立不稳，身体失去协调性，倒在地上，还口吐白沫，不久后就死去了。之后，人们发现越来越多的牛也出现了相同的症状，而且有一些牛还出现了精神恍惚的表现，当有人靠近它们时还会出现攻击性的行为，人们把这样的病称为疯牛病。

二、我笑他人看不穿：两位大神的"神"发现

1. 盖杜谢克

揪出库鲁病元凶的，是美国科学家盖杜谢克（图7-1）。

盖杜谢克于1923年出生于美国一个移民家庭。他的父亲是屠宰场老板，母亲则喜欢文艺，经常给孩子们讲古典神话。盖杜谢克从小就很"另类"，他对父母的爱好毫无兴趣，而是更喜欢黏在姨妈——一位优秀的昆虫学家身边。在姨妈的感染下，孩童时期的盖杜谢克就对自然科学无比着迷。他经常听姨妈讲她的研究，还帮助姨妈捕捉昆虫。少年盖杜谢克戴着一副大眼镜，整天埋头于厚厚的科学书籍，和同龄的孩子格格不入。

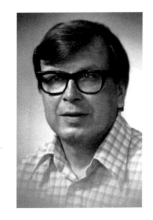

图7-1　盖杜谢克

班里的同学们都觉得他是"怪胎"，常常嘲笑和欺凌他。而那时的盖杜谢克，已经立下了自己终生的奋斗目标：成为医学领域的科学家。

盖杜谢克在科研方面有着超乎寻常的天赋，他16岁考入罗切斯特大学打下数理化基础，22岁就拿到哈佛医学院的博士学位，成为当时哈佛历史上最年轻的医学博士。毕业后，他投身于加州理工学院的前沿研究当中，对科研的热情与日俱增。盖杜谢克全身心投入到棘手的医学难题中，尤其对一些致命疾病"情有独钟"。在同事的眼中，他是个特立独行的工作狂，人送绰号——"原子弹盖杜谢克"。甚至有人认为，幸好盖杜谢克立志当科学家而不是罪犯，否则他的能力足以让世界陷入恐慌。

20世纪50年代，盖杜谢克来到新几内亚岛开始调查库鲁病，由此开启了他最为重要的一段职业生涯。库鲁病夺去了成千上万弗雷部落人的性命，并且大多为妇女和儿童。当时医学界对这种疾病完全无解。而对于一向喜欢挑战高难度课题的盖杜谢克来说，库鲁病非同寻常，他做出了一个大胆的决定——把库鲁病查个水落石出。

起初，盖杜谢克的调查毫无头绪。他排查了患者身上的各种致病微生物，没有查出结果，而后检测了食物和附近水源中的毒素、重金属，又与当地族人同吃同住，仔细观察他们的生活习惯，还是一无所获。直到有一天，他参加了部落里一场送葬仪式，才逐渐开始接近真相。部落中一位德高望重的长老因库鲁病逝世，族人们聚在了一起，为了表达哀思和继承长老的智慧，他们把长老的尸体切开分食，肉多的部位分给了族群中地位较高的男性，而大脑、内脏等部位则分给了妇女和儿童。

部落的传统送葬仪式让盖杜谢克隐约觉察到，或许库鲁病的传播和同类相食的行为有关联。他立刻和同事采集了一批已逝患者的大脑样本，带回美国进行研究。令他们沮丧的是，常规方法根本无法从这些样本中分离出引发库鲁病的病原体。这种神秘病原体显示出明显的遗传特性，但样本中找不到任何可疑的遗传物质，这让盖杜谢克困惑不已。

这种非同寻常的病原体到底是什么？也许是一种从未被发现的另类病毒？为了验证自己的假设，盖杜谢克又做了一系列动物实验。他把库鲁病死者脑组织磨碎，用细菌无法通过的滤膜过滤后，将过滤液注入猩猩脑内，希望能够重现病症。一开始，猩猩并没有表现出任何的异常。经过漫长的等待，盖杜谢克的坚持总算有了回报——一只参与实验的猩猩在注入库鲁病死者"脑汁"的2年后，首次出现了类似库鲁病的症状。随后几年，他又在猴子及水貂等动物上成功重现了病症。盖杜谢克由此发现，库鲁病具有感染性和较长的潜伏期，病原体集中分布在患病死者的脑部（其他组织中的含量很少），从而导致神经性疾病。带有病原体的脑组织进入健康动物体内就可能造成感染。这也就解释了为何弗雷部落里的妇女和儿童患病率最高，因为她们接触到的库鲁病死者大脑最多。

这一发现令他感到十分惊喜，于是为了更进一步验证，他向部落的长老们提出废除食人的习俗。长老虽然疑惑，但也同意了他的建议。在盖杜谢克的劝说下，弗雷部落抛弃了吃人脑的习俗，库鲁病也从此渐渐消失。盖杜谢克凭借自己的勇气和执着，破解了库鲁病的谜团，他也由此获得了1976年的诺贝尔生理学或医学奖。

如果库鲁病真的是通过人的脑组织传染的，那么具体是脑中的什么物质引起了这种疾病呢？盖杜谢克并没有办法做出更加系统的解释。

疑惑依然存在。

2. 普鲁辛纳

弗雷部落的库鲁病被打败了，但这只是人类第一次与这种神秘病原体的正面交锋，它们并没有从此销声匿迹，而是仅仅露出了冰山一角。

盖杜谢克的发现，勾勒出了神秘病原体的模糊轮廓。但它的真身究竟是什么，依旧扑朔迷离。随着对它的进一步研究，很多现象令科学家们感到无比困惑和惊诧。

这种病原体的个头很小，又具有感染性，大部分科学家们认为它是某种未知的病毒。但在电子显微镜下，却找不到任何与病毒有关的结构。不仅如此，科学家甚至没有检测到宿主原有成分之外的物质……它几乎就像穿上了"隐形衣"。

更诡异的是，这种病原体不仅有"隐形衣"，还扣着"金钟罩"！那些能够彻底灭掉其他病原体的办法，放在它身上却毫无作用：它能够抵御高温、多种核酸酶与蛋白质酶、甲醛、超声波、紫外线等常规处理，甚至连γ射线都无法将其灭活。

看不见又杀不死，这种开了挂的病原体可谓人类医学史上最不按套路出牌的对手（也难怪一开始有学者不相信它来自地球），以致很长时间都无法给它正式命名。

不过，它的发病方式和一些组织病理学特征引起了科学家们的注意，比如，在死者的脑组织切片上能观察到大量"空洞"，好似一块满是窟窿的海绵，其间还有大块淀粉样斑块。

这样的特征，与流行了200多年的羊瘙痒病，20世纪以来出现的疯牛病，全球范围零散报道的人类克-雅病，以及传染性水貂脑病等疾病如出一辙。

而且，从流行病学角度来看，这些疾病都可能通过食用带有病原体的食物，在同种或异种动物间传播（如牛或水貂吃了带有病羊肉的饲料可能发病）。

这些线索，渐渐把很多相对孤立的报道串联在一起，为揭开神秘病原的面纱做了铺垫。科学家们将这类疾病归为"传染性海绵状脑病"，并开始探究它们之间的联系和背后的分子机制。

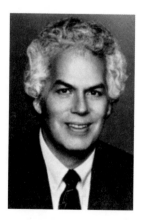

图7-2 普鲁辛纳

这其中，贡献最为卓越的是美国的另一位科学家——普鲁辛纳（图7-2）。

普鲁辛纳出生于1942年，1968年拿到了宾夕法尼亚大学医学博士学位。毕业后在加州大学旧金山分校实习了一段时间，他感受到神经生物学在未来大有可为，于是留下来从事生化、神经和病毒的研究工作。

1972年，普鲁辛纳收治了一位患有克-雅病的女性患者——这是他第一次与"神秘病原体"碰面。当时这种病被确认为是感染慢性病毒引发的，但是如果是被感染的病，通常保护身体的免疫功能都会启动，攻击病原体，为了排出病毒而表现出发热或鼻咽炎症。然而，这样的症状在该患者身上完全没有显现，在免疫功能中担当重要角色的白细胞也没有增加。普鲁辛纳对这一现象非常感兴趣，开始对克-雅病及与其相似的库鲁病和羊瘙痒病做检查。他决心揭开这种病原体的真实面目，去破译它的分子结构。

普鲁辛纳用了2年的时间研读了所有他能找到的相关文献，并于1974年建立实验室，准备从羊瘙痒病入手研究"神秘病原体"。然而，这类病原体的研究十分棘手，技术门槛高，试验周期冗长，并且要消耗巨额经费。

这些困难没有阻挡普鲁辛纳的研究热情，他开始设计实验分离病原。

以往的很多观点认为"神秘病原体"属于某种病毒，普鲁辛纳一开始也预测这些病原体是一种微型病毒。根据常识，所有病毒都含有DNA或RNA这样的核酸成分，然而经过一次又一次的检测，普鲁辛纳始终没能从这些样本里发现核酸，取而代之的是蛋白质！

普鲁辛纳发现了一种无法被普通蛋白酶分解的蛋白质，它存在于患有类似羊瘙痒病的动物体内，但是在健康的动物中却没有。

他根据自己的观察和推测，提出了一种全新的假设：这些"神秘病原体"不是病毒，而是一类具有病毒特性的蛋白质，并将其命名为朊病毒。

1982年，普鲁辛纳首次将他的初步研究成果公之于众，朊病毒的大名赫然出现在人们的眼前。

这篇具有颠覆意义的论文，推翻了之前"神秘病原体"属于病毒的假说，甚至挑战了当时早已深入人心的分子生物学"中心法则"（遗传信息的传递方式为DNA→RNA→蛋白质，蛋白质不能自我复制）。论文一经发表，就掀起轩然大波，犹如把"异端邪说"送进了科学殿堂，不仅引来很多科学家的强烈反对，还遭到一些媒体的抨击。

普鲁辛纳没有因为这些质疑和批评声而退缩，在家人和同事们的支持下，他短暂休整后就继续投入到研究当中。

1983年，普鲁辛纳的课题组终于发现了朊病毒对应的蛋白质——朊病毒蛋白（PrP）；1984年，编码这些蛋白的氨基酸序列得到确认；

紧接着，编码朊病毒蛋白的基因被成功克隆；到了20世纪90年代初，普鲁辛纳与合作者共同解析出朊病毒的蛋白结构。

普鲁辛纳的理论具体说起来是这样的：*PrP*基因并非是一个病毒的基因，而是小鼠和人体内的正常基因，并且能产生正常的蛋白质。但是它的产物被称为"朊病毒"，是一种非同寻常的蛋白质。

它可以突然改变原本的形状，变得坚韧而黏稠并聚集成团块，变身后的它可以抵抗诸如蛋白酶等所有企图破坏它的物质，蛋白团块会逐渐累积并最终破坏细胞结构。

拥有此性能的蛋白质可谓史无前例，然而普鲁辛纳却又提出了一些更具前瞻性的见解。他认为这种能"变身"的朊病毒有能力将其他正常的朊病毒，重塑成与自身一致的版本。它并不会改变正常蛋白质的序列，但是它会改变蛋白质的折叠方式。

一个个鼓舞人心的进展，让普鲁辛纳的理论更加坚实。随着研究的不断深入，困扰人们数十年之久的"神秘病原体"，终于揭下它的面纱，给大家看了个"正脸"。

自此，羊瘙痒病、库鲁病、克-雅病、疯牛病等传染性海绵状脑病的幕后黑手被真正揪到了台前，普鲁辛纳也因为发现朊病毒及其致病机制，荣获1997年的诺贝尔生理学或医学奖。

第二节　朊病毒的致病机制

一、朊病毒的结构

尽管普鲁辛纳的发现揭示了朊病毒的致病性，而且他也继盖杜谢克之后实至名归地获得了诺贝尔奖，但遗憾的是仍有太多未知亟待解答。

朊病毒的发现，颠覆了医学界对致病病原体的认知，因为它没有人们印象中"中心法则"的核心物质——遗传物质即核酸（图7-3）。这神奇的现象一反常识，科学家对它进行全身检查之后，依然没有发现任何DNA、RNA的影子，有的只是一段结构异常的蛋白质形态，那奇异的盘旋姿态散发着死亡的味道。这一蛋白质颗粒，比已知的最小的常规病毒还小得多（30～50纳米，分子量在2.7万～3万），电子显微镜下观察不到病毒粒子的结构。

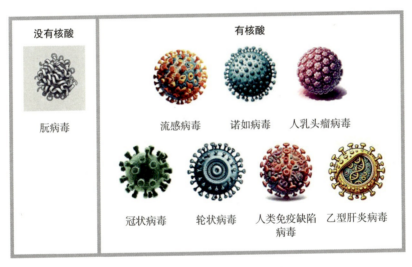

图7-3 朊病毒没有核酸，不是病毒

朊病毒是一种由正常宿主细胞基因编码产生的构象异常的朊蛋白。正常人和动物神经细胞等能够表达一种细胞朊蛋白（PrP^C）。PrP^C对蛋白酶K敏感，具有一定的生理功能，无致病性。从患者及感染动物脑组织提纯出的朊病毒也称为羊瘙痒病朊蛋白（PrP^{Sc}），PrP^{Sc}对蛋白酶K有抗性。研究表明，PrP^{Sc}和PrP^C氨基酸序列相同，但由三级结构所决定的立体构象不同。正常PrP^C的三维构象具有4个α螺旋，没有β折叠；而PrP^{Sc}具有2个α螺旋和4个β折叠。由此可见，正常PrP^C构型发生异常变化时便会形成具有致病作用的朊病毒。

朊病毒仍然有着太多的谜团，最令人感到费解的一点是，它们到底是因何而存在的。

迄今所有检查过的哺乳动物身上，都有*PrP*基因，而且它的序列很是保守，这暗示它发挥着一些重要的作用。几乎可以肯定的是，它与大脑有关，因为这个基因是在大脑里被激活的。

但是，令人费解的是，如果一只小鼠在出生前就被敲除了两个*PrP*基因，它依然会长成一只完全正常的小鼠。

同时，朊病毒基因只要发生一两个突变，我们便会染上这种疾病。

在人体内，该基因包含253个"单词"，每个单词由3个"字母"组成，在蛋白制造过程中，前22个和后23个氨基酸会被切掉。仅有那么4处，稍改一下，便会导致朊病毒病。

朊病毒病是由一种链式反应所引起的，在这种链式反应中，一个朊病毒将它临近的朊病毒变成跟自己一样的形状，然后变形后的邻居又接着去改变其他邻居，以此类推，呈指数级增长。

这大大颠覆了传统生物学的理念，令人不解又惊慌。"只有蛋白质作为遗传物质？"这使整个生物界都不敢相信，但在无数的事实面前，这确实是最符合的模型假设，也是目前人们所能解释的极限。

可以说，人们对朊病毒了解得越多，他们的疑惑也就越多。

朊病毒对传统的物理和化学消毒方法具有惊人的抵抗力（图7-4），它耐高温，加热到360℃仍然有致病力，常规的高压蒸汽灭菌法不能将其破坏，对电离辐射、紫外线及常用消毒剂也有很强的抗

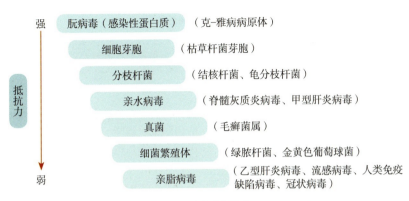

图7-4　朊病毒的抵抗力

性，连蛋白酶也无法将它消化分解。而且不呈现免疫效应，不诱发干扰素产生，也不受干扰作用。

灭活朊病毒通常采用134℃高压蒸汽灭菌2小时。

二、朊病毒的致病性

朊病毒导致的疾病是一种人和动物中枢神经系统慢性退行性疾病。朊病毒导致的疾病的共同特点为潜伏期长，可达数年至数十年，一旦发病即呈慢性进行性发展，并最终死亡。病变部位只发生在中枢神经系统，而不累及其他器官，临床上表现为痴呆、共济失调、震颤、癫病等精神神经症状。病理特征是脑组织似海绵样，故有海绵状脑病或白质脑病之称。

朊病毒与其他引起传染性疾病的常规病毒一样，有可滤过性、传染性、致病性、对宿主范围的特异性，对人类最大的威胁包括库鲁病、克-雅病、格斯特曼综合征及致死性家族性失眠等（表7-1）。朊病毒特殊的结构使得人体的免疫系统根本无法杀灭朊病毒，感染朊病毒后的死亡率达到100%，区别只是潜伏期长短而已。

表7-1　朊病毒病的种类

病　名	宿　主	感染原因及感染路径
库鲁病	人类	食用人肉的习惯
医源性克-雅病	人类	医疗行为中移植被变异朊病毒感染的角膜或硬脑膜，或使用下垂体分泌的人体生长激素等引发的人为感染
变异型克-雅病	人类	食用感染疯牛病的牛肉
家族性克-雅病	人类	生殖系统细胞朊病毒遗传因子变异
格斯特曼综合征	人类	生殖系统细胞朊病毒遗传因子变异
致死性家族性失眠	人类	生殖系统细胞朊病毒遗传因子变异
散发性克-雅病	人类	体细胞朊病毒遗传因子变异或朊病毒蛋白质自然变异
羊瘙痒病	羊	羊感染变异朊病毒（传播路径不明）
疯牛病	牛	食用含变异朊病毒蛋白的肉骨粉
水貂传染性脑病	水貂	食用含变异朊病毒蛋白的肉骨粉或被变异朊病毒感染的牛或羊组织
慢性消耗性疾患	黑尾鹿、麋鹿	粪便、土壤污染
猫海绵状脑病	猫科动物	食用含变异朊病毒蛋白的肉骨粉或被变异朊病毒感染的牛或羊组织
异种有蹄动物脑病	条纹羚、林羚、非洲大羚羊	食用含变异朊病毒蛋白的肉骨粉

　　1991年，发现朊病毒后的第9年，普鲁辛纳成功阐明了朊病毒的致病机制。

　　至此，普鲁辛纳将朊病毒真身捉拿归案，人们才恍然大悟：难怪之前这么久都无法找到病原，原来它们本质上就是宿主自己的蛋白质！好个"不识庐山真面目，只缘身在此山中"。

　　这种蛋白主要分布在动物的神经细胞中。正常状态下的PrP^C人畜无害，是细胞工厂中平凡的员工，默默执行着自己的日常工作，下岗后可被蛋白酶降解清除。

　　然而在某些情况下，这个蛋白会从富含α螺旋的结构，向着富含β折叠的另一种结构PrP^{Sc}转化，朊病毒就诞生了（图7-5）。

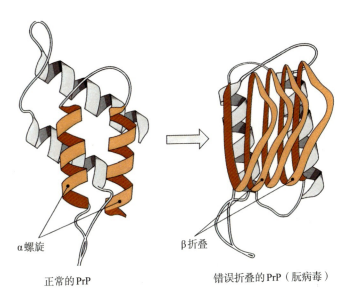

α螺旋　　　　　　　　　　　　β折叠

正常的PrP　　　　　　　　　　错误折叠的PrP（朊病毒）

图7-5　正常PrP和错误折叠的PrP（朊病毒）结构

　　朊病毒的增殖方式非常特别。虽然不能自我复制，但每一个朊病毒都像是一个"丧尸王"，碰到正常PrP就咬上一口，把它转化成新的"丧尸"，形成连锁反应。这群错误折叠的"丧尸"蛋白质，会像带磁性的积木部件那样互相吸引，严丝合缝地连接在一起，越聚越多，并四处扩散。不堪重负的神经细胞一个接一个坏死，动物也渐渐丧失心智，无法控制自己的身体，最终痴呆，甚至死亡。

对于朊病毒的感染方式，有的科学家将它类比：如果说细菌是页面，那么病毒就是代码，而朊病毒就是脏数据。你可以想象成是0或∞，它与任何正常数据进行交互后，正常数据都变成了无意义的0、∞，或计算错误，使人变为白痴一样，至今依旧是100%致死率的毒王一般的存在。要知道，哪怕是癌症，也能在现代生化手段的作用下延长寿命。

因此，朊病毒依然是由基因编码的，通过改变正常PrP的构象来实现自我复制和传播疾病。

朊病毒身上还有很多谜团。除了库鲁病、克-雅病这种罕见的传染性海绵状脑病，其他一些更为常见且难以治疗的神经退行性疾病，如阿尔茨海默病、帕金森综合征等也与异常折叠和聚集的蛋白质有关，朊病毒研究或许能为这些疾病的攻克提供思路。

朊病毒存在的意义究竟是什么？我们还无从知晓。但它的发现历程给了我们些许启示——生命的可能性总会超越人类的想象。正如普鲁辛纳所说的那样："那些仔细求证却有悖常理的结果，往往蕴藏着前所未有的科学真相。"而这些真相，让人类拥有了与疾病搏斗的筹码。

第三节　朊病毒的传播与防治

一、朊病毒的传播

人类朊病毒病可分为传染性、遗传性和散发性三种类型。人和动物传染性海绵状脑病可通过消化道、血液、神经和医源性等多种途径传播。1985年在英国首先报道的疯牛病导致了十万余头牛因病死亡，并殃及人类，后来证实由朊病毒引起。该致病因子源于羊、牛骨肉粉制作的饲料，借此途径进入牛的食物链而导致感染传播。部分人类朊病毒病与遗传有关，如家族性克-雅病，具有家族性常染色体的显性遗传，已证明在遗传性患者家族中均有编码 PrP 基因的突变。

刀枪不入的朊病毒并不会随着宿主死去，它们可能留在肉制品、手术器械，以及环境中伺机待发，冷不丁就在下一个受害者身体中按下生命倒计时开关。

之后的许多发现更加令人吃惊：能带来"丧尸效应"的朊病毒，远不止PrP一种，而有类似特征的蛋白，也不止存在于动物界。

近年来，科学家陆续在真菌、植物、细菌，甚至病毒中发现了朊病毒的身影。迄今，所有的生命形式中都被证实存在朊病毒。人们原本怀疑是"外星来客"的朊病毒，其实是地球上无处不在的常住居民。

除此之外，如硬脑膜移植、角膜移植、输血等也会造成朊病毒传播。在欧美国家，因过去人工合成激素困难，从尸体中提取激素被用于治疗矮小症等疾病，无序的黑市和地下交易造成朊病毒的医源性感染屡见不鲜：自20世纪90年代中期至2013年，仅在美国，就有29人死于受朊病毒污染的尸源性生长激素治疗。而法国从1982年到1985年12月，在1 443名接受了尸源性激素治疗的患者中，有119人患上了克-雅病。

二、朊病毒的防治思路

自疯牛病暴发以来，朊病毒病的防治工作已受到国际社会的极大关注，世界卫生组织已将朊病毒病和艾滋病并立为21世纪之最危害人体健康的顽疾。但迄今对朊病毒感染性疾病尚无预防疫苗和有效的药物治疗。目前，主要针对该病的可能传播途径采取措施进行预防。包括禁止用牛、羊等反刍动物的骨肉粉作为饲料添加剂喂养牛等动物，严格限制从有疯牛病疫情的国家进口活牛及牛制品，消灭已知的感染牲畜，对神经外科的操作及器械进行消毒，严格排查移植器官供体来源等。另外，随着生物技术的发展，促使人工合成激素广泛替代尸源性激素，也降低了朊病毒医源性感染的风险。

《柳叶刀神经病学》（*The Lancet Neurology*）的一篇重磅论文，报告了首个人类朊病毒治疗项目的结果。在这项治疗中，采用了首个针对朊病毒特性的药物——单克隆抗体RPN100。

尽管令人遗憾的是，实验中的6名患者最终因病情恶化而不幸离世，但在他们的脑部分析结果中，RPN100的峰值含量达到了一个很可观的数值，并成功清除了部分区域的朊病毒。因此，这项试验也被认为是朊病毒研究领域的里程碑式的发现，不断鼓舞着科学家们向朊病毒发起总攻。

同时，研究人员还表示RPN100甚至具有治疗另一种疾病——阿尔茨海默病的潜力。这一发现让我们对未来的医学发展充满期待。

相信随着科技的不断发展，我们总有一天能够找到合理的解决方案，消除朊病毒对人类的危害。

参考文献

Appleby B S, Lu M, Bizzi A, et al. Iatrogenic Creutzfeldt-Jakob disease from commercial cadaveric human growth hormone[J]. Emerging Infectious Diseases, 2013, 19(4): 682–684.

Bosse Lindquist. The Genius and the boys[Z/OL].(2009) [2024–03–16]. https://www.imdb.com/title/tt1640702/.

Donne D, Viles J, Groth D, et al. Structure of the recombinant full-length hamster prion protein PrP(29−231): The N terminus is highly flexible[J]. PANS, 1997, 94(25): 13452−13457.

D. Carleton Gajdusek Biographical[EB/OL].[2024−02−20].https://www.nobelprize.org/prizes/medicine/1976/gajdusek/biographical/.

Gajdusek D C. Unconventional viruses and the origin and disappearance of Kuru[J]. ENCE, 1977, 197(4307): 943−960.

Lantos P L. From slow virus to prion: a review of transmissible spongiform encephalopathies[J]. Histopathology, 2010, 20(1): 1−11.

Liberski P, Gajos A, Sikorska B, et al. Kuru, the first human prion disease[J]. Viruses, 2019, 11(3): 232.

Mead S, Khalili-Shirazi A, Potter C, et al. Prion protein monoclonal antibody (PRN100) therapy for Creutzfeldt-Jakob disease: evaluation of a first-in-human treatment programme[J]. Lancet Neurol, 2022, 21(4): 342−354.

Prusiner S B. Prion biology and diseases-fatal conformations of proteins during a journey from heresy to orthodoxy[M]. New York: Springer US, 1998.

Prusiner S. Prions causing neurodegeneration: A unifying etiology and the quest for therapeutics[J]. Prion, 2014, 8: 2.

Raymond G J, Zhao H T, Race B, et al. Antisense oligonucleotides extend survival of prion-infected mice[J]. JCI Insight, 2019, 5(16): e131175.

Riek R, Hornemann S, Wider G, et al. NMR characterization of the full-length recombinant murine prion protein, mPrP(23−231) [J]. FEBS Lett, 1997, 413(2): 282−288.

Stanley B. Prusiner Biographical[Z/OL].[2024−02−20]. https://www.nobelprize.org/prizes/medicine/1997/prusiner/biographical/.

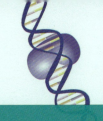

第八章

幽门螺杆菌——消化性溃疡的罪魁祸首

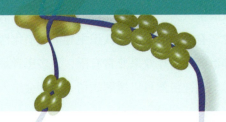

　　澳大利亚科学家巴里·马歇尔（Barry J. Marshall）和罗宾·沃伦（J. Robin Warren）因发现幽门螺杆菌是胃炎和消化性溃疡的主要原因而于2005年共同获得了诺贝尔生理学或医学奖。他们的研究证明了幽门螺杆菌感染可以通过抗生素进行治疗，从而改变了消化性溃疡的治疗方法。

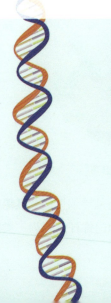

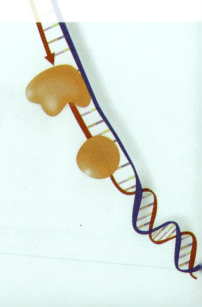

得了消化性溃疡竟然要把胃切了！今天听来如此不可思议的事情，在20世纪初却是司空见惯。曾几何时，消化性溃疡是一种不治之症。当时的大多数医生认为，这种病与精神压力大、生活习惯不健康等因素导致胃酸过多有关。而在这种认识主导下，消化性溃疡的主要治疗手段是抗抑郁治疗，治疗效果非常有限，很多患者最后只能选择做胃局部切除手术，这样虽然可以缓解病情，但却会给人带来永久的创伤。

直到1979年，澳大利亚病理科医师沃伦在一位胃炎患者的活检标本上发现了幽门螺杆菌（图8-1）。随后，马歇尔证实了这种细菌是导致胃黏膜慢性炎症的原因。这个发现震惊了医学界，也因此改变了人们对消化性溃疡的看法。因为他们的贡献，沃伦和马歇尔在2005年获得了诺贝尔生理学或医学奖。

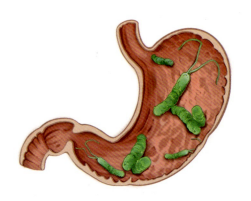

图8-1　幽门螺杆菌

现在，医学界普遍认为幽门螺杆菌是导致胃癌及其癌前病变的重要原因，并且国际癌症研究机构也将幽门螺杆菌列为一类致癌物。这个发现，不仅让人们对消化性溃疡有了新的认识，也使得消化性溃疡的治疗方法得到了极大的改进。

想象一下，如果你的身边有一半的人都是隐形的胃病患者，是不是有点惊人？但事实上，这就是幽门螺杆菌带给我们的现实。这种细菌在全球范围内的感染率超过50%，在中国，这个数字接近9亿！换句话说，每5个人中就有3个人可能携带幽门螺杆菌，但只有其中20%的人会出现消化道的症状。

这意味着，你可能在不知不觉中就与这种细菌共舞，也许是你，也许是我，也可能是坐在我们身边的陌生人。幽门螺杆菌的发现和研究，让我们重新审视那些可能在我们身上发生的胃病，比如胃炎、消化性溃疡和胃癌。

第一节　诺贝尔奖的幕后故事

一、无人问津的细菌

在沃伦发现幽门螺杆菌的大约100年前，科学家们就已经偶然发现了胃里的小秘密——胃里藏着微生物！不过，大家并没有太在意，也没有深入研究。

在19世纪末，一个名叫比佐泽罗（Bizzozero）的意大利病理学家率先向世界报告，在哺乳动物的胃里，有一种螺旋样的微生物。然后，1896年，萨洛蒙（Salomon）证实了犬的胃里也有这样的螺旋样微生物，并且他在猫和大鼠的胃里也找到了相似的生物。1906年，克里尼茨（Krienitz）首次证明，在人的胃癌溃疡表面和胃里的东西里，也有这些螺旋样微生物。1915年，罗斯诺（Rosenow）在胃和十二指肠溃疡患者的胃里也发现了这些螺旋样微生物。1940年，弗里伯格（Freedberg）和巴龙（Barron）用银染色法在35个胃切除手术的样本里找到了13个含有螺旋样微生物的样本。但是，当时的大部分学者都认为，这些微生物可能只是来自口腔的污染，不是什么有害的东西。因而，对于幽门螺旋杆菌的研究，就止步于此。

1975年，斯蒂尔（Steer）发现了一种特殊的细菌，这种细菌只存在于胃炎患者的胃黏膜层，而且和胃里的黏液关系密切。这种细菌就像是不愿意露面的神秘客人，只出现胃炎患者的胃里。斯蒂尔虽然没有详细描述这种细菌长什么样子，但他证明了这些细菌不是因被污染而产生的；虽然他没有成功地培养出这种细菌，但他的研究成果已经非常接近这个谜团的答案了。斯蒂尔曾是距离发现幽门螺杆菌最近的学者，但他还是与诺贝尔奖擦肩而过。尽管如此，他的发现却仍旧是胃炎研究的一个重要里程碑。他的工作向我们展现了在胃里存在着奇妙和复杂的细菌世界。

二、冲破传统桎梏的发现者

1979年，沃伦通过高级显微镜仔细地观察了一个胃炎患者的胃活检样本。在胃黏膜的表层，他看到了一些弯曲的小东西——细菌！当时的医生认为胃里有胃酸，细菌根本不能存活，因此，沃伦的发现具有重大意义。沃伦没有忽略这个发现。在接下来的3年里，他一直在寻找更多的样本，想要更深入地了解这些细菌。1982年，他已经观察了135个带有这些细菌的样本，并且发现了一个有趣的现象：这些细菌所在的胃黏膜都受损了。沃伦想，这会不会就是胃炎的原因呢？

　　要想证明这个想法，沃伦需要临床医生的帮助，收集更多的样本。但那个时候，几乎所有的消化科医生都认为胃里不可能有细菌，都不支持沃伦的研究。但是有一个叫马歇尔的实习医生（图8-2），为沃伦提供胃黏膜活检标本来支持研究，并对沃伦的研究产生了浓厚的兴趣。

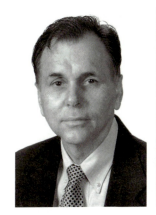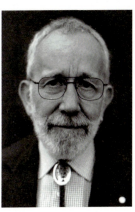

图8-2　马歇尔（左）和沃伦（右）

　　幽门螺杆菌非常害羞，它只在胃里出现，在别的器官里面休想找到它，甚至在实验室里也难以培养。马歇尔在研究活检标本的过程中，用了所有的常规方法，前后共尝试了34次，但是那些标本就是不肯在培养基上显示出弯曲菌的踪迹。在接种第35例标本后，马歇尔便开始了休假，但当他5天后回到实验室，却惊喜地发现第35例标本的培养基上长出了一层厚厚的弯曲菌。看来，这个细菌是个懒洋洋的家伙，需要很长时间才能准备好"露面"。

　　为了进一步证明细菌和胃溃疡之间有关系，马歇尔他必须按照科赫法则来验证。科赫法则就像是科学世界的"金科玉律"，它要求你必须在一个活生生的动物身上重现细菌引起疾病的过程。马歇尔用小鼠、猪做了多次实验，但都失败了。人们开始怀疑他，甚至嘲笑他。但是，马歇尔不是一个轻易放弃的人，他决定用自己的身体做实验。他先是做了胃镜，确认自己没有胃炎，然后连续3天吞下这种细菌。不久，他开始恶心、呕吐、胃痛。1周后，胃镜检查显示他真的得了胃炎，而且从活检标本中找到了这种细菌。14天后，他开始用抗生素治疗，症状逐渐消失。终于，马歇尔完成了科赫法则的所有要求，证明了这种细菌就是导致胃炎和胃溃疡的原因。从这之后，他的研究开始得到大量的赞助和支持。

马歇尔最初给这种细菌取名叫幽门弯曲菌，但是后来科学家们发现它其实不属于弯曲菌家族，也不属于任何已知的菌种。古德温（Goodwin）和其他科学家们从好几个角度研究了这种细菌，包括它的超微结构、细胞脂肪酸、基因序列、生长特征和酶功能等，最终确定这是一种全新的细菌。他们给它取了一个新名字——幽门螺杆菌，这个名字准确地描述了它的两种形态：在胃里它是螺旋形的，在实验室的培养基上则是杆状的。这个新名字很快就被全世界科学家们接受了。

在医学界，用自己做实验是一种非常危险的做法，它需要科学家有非常大的勇气和创新精神。虽然有很多学者曾经发现过胃里有螺旋状的微生物，但没有人像沃伦和马歇尔那样重视它，进一步研究它，并把它和疾病联系起来。2005年，马歇尔和沃伦一起获得了诺贝尔生理学或医学奖，以表彰他们发现了幽门螺杆菌，并证明了它在胃炎和消化性溃疡中的作用。他们的故事告诉我们，科学需要的不仅仅是聪明的头脑，更需要的是坚持不懈、勇于探索的精神。

马歇尔和沃伦并不是领域内的顶尖专家，也不是革命性的发明者，但他们的细心、求真、坚持和奉献，让他们最终走上了诺贝尔奖的领奖台。这就是科学探索的魅力，你永远不知道，一个细小的发现，会引发一场怎样的革命。

三、幽门螺杆菌的发现对传统观念的冲击

在幽门螺杆菌发现之前，医学界一直认为，慢性胃炎和消化性溃疡等疾病与精神压力过大和不健康的生活饮食习惯有关，这些不良因素会导致胃内胃酸水平过高，而长时间的胃酸刺激则会引起慢性消化道疾病。在高酸环境下不可能存在细菌。早期的医学教科书中也明确指出，人的胃内不存在细菌。

甚至在1954年，一位医生研究了1 000多个胃组织样本后，还是认为细菌都来自于口腔，细菌不是胃病的原因。所以，当时治疗胃炎和消化性溃疡的方法就是简单地抑制胃酸，但是效果并不好，有时候患者的状况还会变得更糟，最后不得不做胃切除手术，精神和身体上都遭受了很大的打击。

马歇尔和沃伦的研究就像是一场革命，他们发现了幽门螺杆菌，这个在胃里悄悄生活的细菌，才是导致胃炎和消化性溃疡的罪魁祸首。这个发现彻底改变了治疗方案，让患者的病情和预后都得到了很大的改善。

1987年，有一项研究报道，通过根除幽门螺杆菌，可以显著降低十二指肠溃疡的发生率，甚至治愈它。1991年，有学者又发现了幽门螺杆菌与胃癌和黏膜相关淋巴样组织淋巴瘤的关系。越来越多的学者开始研究幽门螺杆菌，发现了它与胃-食管返流性疾病、非溃疡消化不良等疾病的关系，并且不断改进检测和治疗的方法。

四、幽门螺杆菌的危害

幽门螺杆菌是我们胃里的一个小小"反派"。它的罪行主要是通

过在胃黏膜的定植繁殖引发十二指肠溃疡、胃溃疡、慢性萎缩性胃炎，甚至导致胃癌。同时，它还会影响维生素 B_{12}、维生素 A、维生素 C、维生素 E，以及铁、铜等微量元素吸收。

而且，幽门螺杆菌还会影响褪黑激素的分泌，减弱其抗氧化能力，这样一来，我们的身体就容易受到氧化的伤害。你有没有听说过，氧化就像是对身体的一种"老化"过程？没错，幽门螺杆菌就是在加速这个过程。

有些研究显示，幽门螺杆菌可能和一些与衰老相关的疾病、缺血性心脏病、糖尿病的发病率有关，甚至还会让我们更容易感染霍乱等其他传染病。

研究人员还发现，根除幽门螺杆菌后，有些人会出现体重增加的情况。这可能是因为细菌不再捣乱，胃里的环境变好了，人们的食欲也跟着增加了。

总之，我们要对幽门螺杆菌保持警惕，定期做检查，确保我们的胃里没有它的身影。

第二节　幽门螺杆菌的致病机制

幽门螺杆菌到底是怎么让我们的胃不舒服的呢？为什么有些人跟它和平共处了一辈子，而有些人却被它搞得痛苦不堪，甚至发展成了癌症？

虽然我们已经知道幽门螺杆菌和消化性溃疡、胃炎有关，但科学家们还在努力研究幽门螺杆菌的致病机制。目前，大多数人认为，幽门螺杆菌的致病能力很强，这主要是因为它有几个绝招：一是它能在胃这个恶劣的环境中生存下来，二是它能产生一些毒力因子和炎症因子，三是它能够逃避我们身体的免疫系统。

有些人可以和幽门螺杆菌和平共处，是因为他们的免疫系统比较强大，能够有效地抑制这个细菌的"捣乱"行为。而那些不幸患上胃炎、消化性溃疡，甚至癌变的人，可能是因为他们的免疫系统暂时失效，让幽门螺杆菌有了可乘之机。

不过，别担心，科学家们正在努力研究幽门螺杆菌，希望将来能更好地解决这个问题，让我们的胃都能健康快乐地生活。

一、幽门螺杆菌的定植力

幽门螺杆菌有着像鞭毛一样的东西，可以帮助它在胃里游来游去，就像船上的桨一样。而且，它还有一种特别的能力，就是能在胃黏膜上生存。幽门螺杆菌的定植力主要受其鞭毛、形态、尿素酶和黏附素的影响。

1. 鞭毛

幽门螺杆菌有很多根鞭毛，这些鞭毛可以帮助它锚定在胃黏膜上，就像用锚固定船只一样。如果细菌失去了这些鞭毛，它就无法很好地停留在胃里，也就不能引起疾病了。科学家们发现，有鞭毛的幽门螺杆菌比没有鞭毛的更容易感染人，而且能在胃里待得更久。

2. 形态

幽门螺杆菌是一种很会运动的细菌，它的运动能力和它的形状有很大的关系。当它在显微镜下看起来像螺旋或者"S"形时，它就能很好地运动和定居。但如果它的形状发生了变化，它就不能很好地定居了。这就像一个跑步运动员，如果他的姿势不对，他就不能很好地跑步。

3.尿素酶

幽门螺杆菌可以产生一种叫作尿素酶的酶，这种酶可以分解尿素，产生氨。氨可以中和胃里的酸，让幽门螺杆菌不容易被胃酸杀死。这就像一个小雨伞，保护着幽门螺杆菌，让它能在酸性的环境中生存。

4.黏附素

幽门螺杆菌可以产生一种叫作黏附素的蛋白质，这种蛋白质可以帮助它黏附在胃黏膜上。一旦它黏附上了，就很难被赶走，这就是它能够引起慢性感染的原因。黏附素就像一把钥匙，可以打开胃黏膜上的锁，让幽门螺杆菌能够定居下来。

二、幽门螺杆菌产生的毒力因子

幽门螺杆菌能够制造出一些特别的物质，这些物质像隐形武器一样，可以帮助它躲过免疫系统的追捕，还能让我们的胃黏膜受损，甚至引起癌症。

1.细胞毒素相关蛋白A

细胞毒素相关蛋白A是幽门螺杆菌的一种秘密武器，它能够改变细胞的形状和成分，让胃上皮细胞变成"蜂巢样"，便于细菌的黏附、浸润和转移。而且，细胞毒素相关蛋白A还能让细胞不受控制地生长、增殖和分化，这可是胃癌发生的直接原因。

2.空泡细胞毒素

空泡细胞毒素就像一颗生物炸弹，它能够让细胞产生空泡，让细菌得以藏身。有些科学家认为，空泡细胞毒素是通过与细胞表面的特异性受体结合，然后进入细胞内部，形成吞噬体；还有科学家认为，空泡细胞毒素可能是通过引起宿主细胞的晚期溶酶体和胞质融合，形成膜离子通道，让氯离子流入细胞，导致细胞渗透膨胀，形成空泡。总之，空泡细胞毒素会让细胞变得不稳定，甚至导致细胞死亡。

3. 热休克蛋白

热休克蛋白是幽门螺杆菌在酸性环境中制造的一种保护蛋白。热休克蛋白可以帮助细菌抵抗胃里的酸，还能启动机体的黏膜免疫系统，引起黏膜损害，甚至诱发胃黏膜的萎缩。同时，热休克蛋白还可能会和尿素酶等其他酶一起，破坏胃肠道黏膜。

4. 脂多糖

脂多糖是幽门螺杆菌的一种内毒素，它能够引起多种免疫反应，产生白介素、肿瘤坏死因子等物质。脂多糖还会让粒细胞在黏膜上聚集，导致黏膜炎症。而且，脂多糖还能通过结合胃黏膜表面的 Toll 样受体，激活 p38 丝裂原活化蛋白激酶通路，诱导上皮细胞死亡，甚至促进胃癌细胞的生长。

5. 碳酸酐酶

碳酸酐酶是一种含锌的酶，它能够催化二氧化碳和水转化为碳酸，然后分解成碳酸氢盐和氢离子。碳酸酐酶在人体的很多组织中都存在，这说明它在维持生物系统的缓冲能力和生物合成过程中非常重要。而且有些研究发现，幽门螺杆菌产生的碳酸酐酶与局部炎症有关。

三、与幽门螺杆菌相关的炎症因子

幽门螺杆菌是个炎症制造者，它能在胃里引发一场慢性的"炎症风暴"。这场风暴会导致一些特殊的物质被释放出来，比如诱导型一氧化氮合酶的代谢物。一氧化氮这个化学信使会让胃里的 DNA、蛋白质等发生变化，产生各种炎症因子，比如白三烯这类二十烷酸。这些因子就像炎症种子，在胃里生根发芽，导致慢性炎症的环境。

这个慢性炎症环境就像是胃癌的温床，让它能够发生、发展和进展。而且，即使我们把幽门螺杆菌赶走了，这些炎症因子有时候还会留在胃上皮中，继续搞破坏。因此，炎症因子不仅是幽门螺杆菌引起胃癌的帮凶，有时候还会遗祸无穷。

科学家们正在努力研究如何阻止这场炎症风暴，以及如何清除这些炎症种子，希望能找到更好的方法来预防和治疗胃癌。

四、机体免疫反应

1. 体液免疫

想象一下，你的身体里有一场幽门螺杆菌的免疫战争。感染了幽门螺杆菌后，你的血液和黏膜上会出现各种抗体，就像士兵一样，准备对抗敌人。其中，IgA 就像是黏膜上的防护罩，它能阻止幽门螺杆菌被黏膜上的细胞摄取，阻断它们的黏附，还能激活补体，引起炎症反应。IgG 就像是炮兵，能够激活补体，让中性粒细胞聚集起来，释放炎症介质，损害上皮细胞，产生免疫损伤。IgM 是急性感染期的先头部队，随着战争的进行，它的数量会逐渐减少。IgE 则参与了"变态反应"，可能会导致黏膜损伤。不过，幽门螺杆菌引起的是一种慢性感染，体液免疫对它的根除作用有限。

2. 细胞免疫

细胞免疫是身体里的特种部队，幽门螺杆菌感染后，特种部队里的 T 细胞就会产生细胞因子，影响幽门螺杆菌的致病能力。研究发现，幽门螺杆菌主要诱导的是辅助性 T 细胞 1 型（Th1 型）免疫反应，这种反应能够及时抑制或根除感染。但如果感染没有被及时根除，免疫反应就会转化为辅助性T细胞2型（Th2型），导致持续的慢性感染。同时，T细胞还能调节胃黏膜上皮中抗原提呈相关分子的表达，其中MHC Ⅱ类分子的表达较强，可能与免疫耐受有关。

3. 免疫逃避

幽门螺杆菌可是个免疫高手，它能够激活体液免疫系统产生鞭毛蛋白抗体Toll样受体5（TLR-5），通过细胞免疫和补体系统清除抗原。TLR-5能够对大多数细菌产生作用，但幽门螺杆菌却能躲过它的监测。空泡细胞毒素与T细胞结合，能抑制T细胞的增殖，从而减弱宿主对抗原的清除能力。

所以，幽门螺杆菌能够在人体内"潜伏"很长时间，而且还能逃过免疫系统的"追捕"。科学家们正在研究如何让免疫系统更好地识别和攻击幽门螺杆菌，以便我们能够更有效地预防和治疗幽门螺杆菌感染。

第三节　幽门螺杆菌的检测与治疗

一、追踪幽门螺杆菌的小秘密

幽门螺杆菌悄悄地藏在我们的胃里，给我们的健康造成大麻烦。如何快速、准确地检测出幽门螺杆菌感染，以实现"早发现、早治疗"，成了研究的首要目标。现在，我们有很多种方法来检测幽门螺杆菌，主要有两种类型：侵入性和非侵入性。

1. 侵入性检测方法

侵入性检测就像是一次体内侦查行动，医生会使用胃镜等医学器械，来直接观察胃里的情况，或者取一小块胃黏膜组织出来检查。这些方法包括：

（1）内镜检查：内镜检查就像是给胃做了一次高清摄像，医生可以通过它看到胃里的每一处细节。现在，高清电子染色成像和蓝激光成像等技术都很流行，它们让检查更准确、更快捷。但是，因为内镜检查需要专业的设备和医生，而且在检查的过程中可能会让患者感到不舒服，所以它通常不作为常规检查。

（2）组织病理切片染色法：这个方法就像是给胃里的细胞拍了一张"身份证照片"，然后用特殊染料染色，医生可以在显微镜下找到幽门螺杆菌。这种方法的准确率很高，但是操作起来比较麻烦，需要时间，而且结果受操作人员技术水平的影响，所以它也不是常规检查的首选。

（3）幽门螺杆菌分离培养鉴定法：这个方法就像是把胃里的细菌"种"在培养皿里，看它们怎么生长。这种方法不仅可以找到幽门螺杆菌，还可以研究它们的基因表型和细菌表型，而且还可以测试它们对药物的耐受性。但是，细菌培养周期长，需要特殊的培养条件，所以它通常只用来测试细菌对药物的耐受性，而不是用来诊断感染。

还有些其他的侵入性检测方法，比如免疫组织化学法和快速尿素酶法，但它们都需要进行侵入性操作，所以使用起来受到限制。

对于医生来说，侵入性检测需要很高的技术水平和丰富的经验，而且有时候受很多因素的影响，因此侵入性检测方法并未得到广泛应用。

2. 非侵入性检测方法

非侵入性检测可以通过一些几乎不需要接触皮肤的样本来发现幽门螺杆菌，比如呼出的气体、唾液、尿液、粪便和血清等。因为这些样本容易获取，而且不需要忍受疼痛，所以患者接受程度高，在临床上被广泛使用。

（1）尿素酶检测法：幽门螺杆菌是个尿素酶高手，它能够产生很强的尿素酶。尿素酶会把尿素分解成二氧化碳（CO_2）和氨气（NH_3），而这些气体可以通过特殊的标记让医生判断幽门螺杆菌是否存在。

1）$^{13/14}C$-尿素呼气试验：这个试验是目前最流行的幽门螺杆菌检测方法。患者需要口服 $^{13/14}C$ 同位素标记的尿素，然后尿素酶会在胃里把尿素变成 $^{13/14}CO_2$，这些气体通过呼吸排出体外。医生只需检测这些气体中的 $^{13/14}C$，就能判断患者是否感染了幽门螺杆菌。这个方法准确性高，但是 ^{14}C 同位素是有放射性的，所以孕妇和儿童不适合做这个测试。而且，一些药物，比如抗生素、质子泵抑制剂和胃黏膜保护剂，可能会影响测试结果，因此，通常要在停用这些药物一段时间后才能做这个试验。另外，胃出血可能会让试验结果出现假阴性，而某些细菌感染可能会产生尿素酶，导致试验结果出现假阳性。

2）^{15}N 尿氨排出试验：这个试验和 $^{13/14}C$-尿素呼气试验类似，也是利用同位素追踪的原理。患者服下 ^{15}N 标记的尿素后，尿素酶会在胃里将其分解成 $^{15}NH_3$，然后通过肝脏和肾脏代谢，最终通过尿液排出体外。医生通过检测尿液中的 ^{15}N 含量来判断患者是否感染了幽门螺杆菌。但是，因为这个过程涉及肝脏和肾脏的代谢，所以实际应用上会有一些限制。

非侵入性检测方法让幽门螺杆菌的检测变得简单又舒适，不过，医生在做检测时需要注意各种可能影响结果的因素，确保检测结果准确可靠。

（2）ELISA法：ELISA法利用抗原和抗体的特异性结合原理，来检测标本中的抗原或抗体。在这个过程中，我们加入一种特殊的酶标物，让抗原和抗体结合后显色，然后用酶标仪测量颜色的深浅，就可以知道抗原和抗体的结合情况。

1）粪便幽门螺杆菌抗原检测：幽门螺杆菌是个"屋顶上的租客"，它喜欢住在人体胃黏膜上皮细胞上，并且会随着细胞的更新而"搬家"。而这些"搬家"的幽门螺杆菌最终会随着粪便排出体外。粪便检测就是利用这个特点，捕捉那些脱落的幽门螺杆菌。这个方法简单、便宜，而且非常敏感并具有特异性，广泛用于成人和儿童幽门螺杆菌感染的诊断，科学家们也推荐它作为 $^{13/14}$C-尿素呼气试验的备选方案。

2）血清幽门螺杆菌 IgG 抗体检测：这个方法是通过检测血液中的幽门螺杆菌 IgG 抗体来判断是否感染了幽门螺杆菌。但是，请注意，即使幽门螺杆菌被根除了，幽门螺杆菌 IgG 抗体还可能会在血液中"逗留"一段时间，这就可能导致检测结果出现假阳性。所以，这个方法不太适合用来检查活跃的幽门螺杆菌感染或者治疗后是否复发。

3）尿液幽门螺杆菌 IgG 抗体检测：这个方法和血清检测有点类似，都是检测 IgG 抗体。但是这里是检查尿液，因为血液中的 IgG 抗体可以通过肾小球滤过到尿液中。同样的，IgG 抗体不会因为幽门螺杆菌的离开而立刻消失，所以假阳性率也较高。

ELISA 法就像一个聪明的侦探，帮助我们不被幽门螺杆菌的"小把戏"所迷惑，准确地找出真相。

（3）免疫层析（ICA）法：ICA 法的原理很简单，把特定的抗原或抗体放在一块特殊的薄膜上，然后把待测物滴上去。这时，就像有魔法一样，待测物会沿着薄膜偷偷地向检测线移动。如果待测物里有对应的抗原或抗体，它们就会和薄膜上的抗原或抗体结合，形成一种免疫复合物。这时，胶体金或酶的作用会让检测线显色，就像侦探找到了线索一样。

ICA 法和 ELISA 法类似，也适用于粪便、血液、尿液和唾液等样本的检测，只是它们让抗原和抗体结合后"露面"的方式不同。ICA

法的操作更简单，速度更快，不需要复杂的仪器和设备，而且结果一目了然，非常适合家庭自检。

所以，如果你想在家里快速检查自己是否感染了某种病原体，ICA法是一个很好的选择。

（4）荧光定量聚合酶链式反应（PCR）法：想象一下，你有一个超能力，可以复制DNA，这听起来是不是很酷？PCR法就是这样一种拥有超能力的检测方法，它可以在分子层面上复制特定的DNA序列。这个过程就像是一个微型的DNA复制工厂，通过设计特定的引物（也就是DNA复制的"模板"），PCR法可以快速、准确地复制出幽门螺杆菌中的特定基因。

研究表明，PCR法比其他方法更敏感、更特异，就像是一个超级侦探，能抓住其他方法可能漏掉的"坏蛋"。但是，PCR法需要很高的成本和技术，所以在临床上用的并不多。

现在，虽然有很多种方法可以检测幽门螺杆菌，但还没有一个能被称为"金标准"，也就是没有一个方法是完美无缺的。侵入性检测方法因其有创的特点不易被患者所接受，并且对于操作人员的技术要求较高；非侵入性检测方法采集方便、创伤较小、应用较广，但影响因素较多，导致结果假阳性或假阴性的现象较为常见。

幽门螺杆菌感染越来越普遍，它也变得越来越聪明（耐药性增加），我们需要更好的检测方法。科学家们正在努力开发方便、高灵敏、特异的家庭检测工具，这样我们在家里就能知道自己是否感染了幽门螺杆菌。

二、幽门螺杆菌的消灭大作战

想要消灭幽门螺杆菌，我们就需要抗生素这位超级英雄。但是，因为幽门螺杆菌开始对我们的抗生素产生耐药性，这让我们根除它们的成功率越来越低。

尽管这样，科学家们和医生们还是在不断寻找新的方法来对付它们。国际上更新的治疗指南就像是一本战斗手册，但是由于不同地区的疾病模式、抗生素耐药率和治疗药物的可获取性不同，所以很难找到一种全球通用的、让人满意的治疗方法。不过，2022年，中华医学会消化病学分会幽门螺杆菌学组发布了一份《2022中国幽门螺杆菌感染治疗指南》，为医生们提供了治疗的决策依据。

1. 治疗原则

理论上，所有幽门螺杆菌阳性的人都需要进行根除治疗，因为这可以帮助缓解胃黏膜的炎症，阻止或延缓胃黏膜萎缩和肠化生的发展，甚至可以逆转部分的萎缩。但是，由于我国幽门螺杆菌的高感染率，目前我们主要建议那些患有消化性溃疡、胃黏膜相关淋巴组织淋巴瘤的人进行根除治疗。同时，对于那些患有慢性胃炎、长期服用质子泵抑制剂、有胃癌手术史或家族史、计划长期服用非甾体抗炎药、不明原因的缺铁性贫血、特发性血小板减少性紫癜，以及其他与幽门螺杆菌相关的疾病的患者，医生也建议进行根除治疗。

2. 常用治疗方案

对于幽门螺杆菌感染引起的胃溃疡或十二指肠溃疡，三联疗法是一种常用的医学治疗方法。这种疗法通常包括以下三种成分：一种质子泵抑制剂，如奥美拉唑、兰索拉唑等，用于减少胃酸分泌，帮助溃疡愈合；两种抗生素，常见的组合包括克拉霉素和阿莫西林或甲硝唑，用于杀灭幽门螺杆菌。这种疗法通常持续7到14天，具体时间根据医生的建议和患者的具体情况而定。通过这种联合用药，可以有效地根除幽门螺杆菌，减少复发的可能性，并促进溃疡的愈合。对于第一次感染或者需要再次根除治疗的情况，医生通常会推荐铋剂四联方案，也就是两种抗生素+质子泵抑制剂+铋剂，连续使用14天。两种抗生素、质子泵抑制剂、铋剂一起工作，可以提高根除率，尽管可能会增加某些不良反应，但均非严重的不良反应，指南认为四联方案获益大于风险。

3. 难治性幽门螺杆菌的根除治疗

有些人，即使进行了两次规范的根除治疗，幽门螺杆菌还是没有被彻底根除，这就是所谓的难治性感染。对于这种情况，我们需要使用一些新的抗生素组合，如四环素和呋喃唑酮，来对付那些已经对其他抗生素产生了耐药性的幽门螺杆菌。

4. 幽门螺杆菌疫苗的展望

随着幽门螺杆菌变得越来越狡猾，我们需要一种新的武器来预防这种感染——幽门螺杆菌疫苗。目前，科学家们正在研究各种各样的疫苗，有些已经在小鼠模型中显示出了很好的效果。但是，这些疫苗还没有完全准备好用于人类，因为我们需要确保它们既安全又有效，而且要找到最佳的抗原组合。不过，相信不久的将来，我们就会有更多的武器来对付它。

参考文献

常明珠, 李雨澎, 母润红, 等. 幽门螺杆菌检测方法及其应用价值的研究进展[J]. 吉林大学学报（医学版）, 2023, 49(1): 253-260.

崔璨璨, 李长锋, 张斌. 幽门螺杆菌感染治疗方案的研究现状和进展[J]. 吉林大学学报（医学版）, 2017, 43(6): 1287-1290.

李健, 吴丽莉, 冯常炜, 等. 幽门螺杆菌发现简史[J]. 中华医史杂志, 1999(4): 11-14.

李剑霜, 郑婷婷, 郑娅, 等. 幽门螺杆菌相关胃炎中医证型与胃镜像及病理类型的研究[J]. 浙江中医杂志, 2021, 56(4): 251-252.

杨舒，张雷.幽门螺杆菌致病与免疫机制的研究进展[J].中国病原生物学杂志，2017, 12(3): 283-285.

张颖，李可心，毕艳娜，等.幽门螺杆菌疫苗研发研究进展[J].细胞与分子免疫学杂志, 2023, 39(6): 564-570.

中华医学会消化病学分会幽门螺杆菌学组.2022中国幽门螺杆菌感染治疗指南[J].胃肠病学, 2022, 27(3): 150-162.

Alfarouk K O, Bashir A, Aljarbou A N, et al. The Possible Role of Helicobacter pylori in Gastric Cancer and Its Management[J]. Front Oncol, 2019, 9: 75.

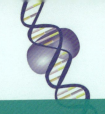

第九章
人乳头状瘤病毒——宫颈癌的元凶

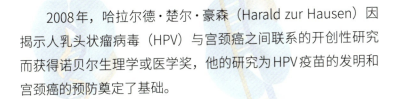

　　2008年，哈拉尔德·楚尔·豪森（Harald zur Hausen）因揭示人乳头状瘤病毒（HPV）与宫颈癌之间联系的开创性研究而获得诺贝尔生理学或医学奖，他的研究为HPV疫苗的发明和宫颈癌的预防奠定了基础。

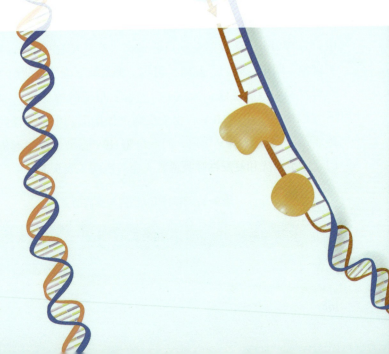

1977年，人乳头状瘤病毒（HPV）被德国学者豪森等从宫颈癌标本中发现，并且确立了HPV与宫颈癌的密切联系，他也因此获得了2008年诺贝尔生理学或医学奖。HPV属于乳头瘤病毒科中的乳头瘤病毒属，可以通过宫颈、阴道、阴茎、口腔、咽喉、肛门等部位感染人或动物，感染后主要存活在皮肤和黏膜上。

其实HPV是一个枝繁叶茂的大家族，目前已被发现的就有200多种型别，它们感染人体后常引起良性的肿瘤和疣，大多数女性在一生中，都会感染HPV，但其中约有90%为无症状感染，大多在一段时间后还没引起病症就被人体免疫系统自然清除。既然这样，为何HPV还会这么令人谈之色变呢？研究专家根据HPV的不同型别和引发肿瘤后的危险性高低将其分为高危型和低危型。而我国国家药品监督管理局根据国际癌症研究机构的建议，将HPV 16/18/31/33/35/39/45/51/52/56/58/59/68定义为高危型，而将HPV 26/53/66/73/82定义为中危型，其中以HPV 16/18诱发癌变的风险最高。高危型HPV持续感染可导致子宫颈、阴道、外阴、肛门、阴茎、头颈等部位的癌前病变，病变最终可发展为浸润性癌。2023年，加泰罗尼亚肿瘤研究所和国际癌症研究机构关于中国HPV和相关疾病报告指出：中国女性约98%的宫颈癌是由高危型HPV导致。而低危型HPV感染也可引起皮肤疣，肛门、生殖器疣和复发性呼吸道乳头瘤等疾病（表9-1）。

表9-1　不同HPV型别与疾病的关系

HPV型别	相关疾病	潜在致瘤性
1,4	跖疣	良性

（续　表）

HPV型别	相关疾病	潜在致瘤性
2,4,26,27,29	寻常疣	良性
3,10,28,41	扁平疣	恶性罕见
5,8	疣状表皮增生异常	30%发展为恶性
6,11	生殖器湿疣、喉乳头瘤、上皮内瘤	低
7	手疣	良性
9,12,14,15,17,19～25,36,46,47	疣状表皮增生	有些会发展成癌（如HPV 17、HPV 20）
13,32	口腔灶性上皮增生	可能发展成癌
16,18,30,31,33,35,39,45,51,52,56,58,59,68	生殖器癌变、喉癌、食道癌	与生殖器和口腔癌高度相关，尤其是宫颈癌
34,40,42～44,53～55,58,59,61,62,64,66～69	上皮肉瘤（生殖器、其他黏膜部位）	有些会发展成癌
75,77	器官移植患者寻常疣	尚不明确
37	角质棘状疣	良性

　　根据2017年世界卫生组织文件显示，HPV感染与全球约4.5%的癌症新发病例相关。2023年3月22日，国家癌症中心在《中华肿瘤杂志》公布的2016年中国恶性肿瘤流行数据中显示，我国女性宫颈癌患病率达到11.34/10万，死亡率达到3.36/10万。宫颈癌已然成为严重威胁女性健康的公共卫生问题。最近几年，宫颈癌患病率不断升高，发病年龄也不断趋向年轻化，其中诊断为宫颈癌的患者最小年龄为17

岁。患宫颈癌的女性从感染HPV到最终发展为癌症的时间各不相同，一般高危型HPV持续感染经过10～20年自然演化为宫颈癌。万幸的是，虽然宫颈癌的预防和治疗道阻且长，但HPV疫苗，无疑在攻破宫颈癌难关中扮演了举足轻重的角色，成功让宫颈癌成为目前唯一可以早期预防并且有希望将其斩草除根的癌症。

第一节　诺贝尔奖的幕后故事

一、平衡的打破

虽然直到20世纪HPV才被正式发现，但其实在这之前，宿主与病毒之间的平衡关系已经存在了上亿年。通过重建HPV的演化史，科学家们发现，大约在20万年前，HPV起源于非洲，跟着人类的活动轨迹不断在整个地球上扩散。有观点指出，5万年前，HPV随着人类走出非洲，于1.5万年前到达美洲。支撑这一说法的重要证据就是，某些HPV病毒株的演化谱，恰恰与人类的演化相呼应。比如现在非洲人感染的HPV种类就有很多，属于最原始的几种病毒分支。而欧洲人、亚洲人和美洲土著，则携带各不相同的病毒株。在传播的过程中病毒也不断演化，逐渐具备了各种特异化功能，有些病毒专门感染宿主一些特定的表面和黏膜，而有些病毒株甚至演化得拥有了更强的致癌性。

历经了数代的演化之后，HPV能够在一些宿主身上很好地稳定下来。事实上，绝大多数HPV都能跟宿主和平共处，不会对宿主造成任何伤害。在过去的20万年中，在前99.975%的时间里，人类压根不知道自己身上已经携带了HPV，当然这并不是因为HPV不常见。2014年的一项研究显示，在对103个健康人的检测中，71个人身上检测到了HPV的足迹，约占总数的69%。美国大约有3 000万女性携带HPV，不过这一群携带者中每年平均只有1.3万人最终发展为宫颈癌。在这部分不幸患有癌症的人身上，宿主和病毒之间的平衡毫无疑问地被打破了。研究发现，在吸烟、免疫障碍、长期口服避孕药、多次流产或分娩，以及妇科病等诱发因素的存在下，高危型HPV的DNA能够整合进入宿主的细胞DNA，促使细胞发生恶性增殖，进而导致阴道免疫屏障损害，微生态失衡，使宫颈炎症进一步加剧，从而导致患者出现宫颈不典型增生、宫颈上皮内瘤变，甚至是宫颈癌。

二、伟大的发现

2023年5月28日，一位87岁的老人在德国海德堡的家中与世长辞了，他生前戏称自己是一位业余鸟类学家、一位古典音乐发烧友，然而，这位名叫哈拉尔德·楚尔·豪森的科学家，以发现了导致宫颈癌的HPV在2008年荣获了诺贝尔生理学或医学奖。他领导德国癌症研究中心长达20年，是癌症研究的全球领导者。HPV的发现，得到了流行病学和实验上的证实，引发了全球消除宫颈癌的倡议。下面，就让我们走进诺贝尔奖的背后故事，去了解豪森和HPV的发现过程。

豪森的学习、工作轨迹总是充满了激情。他于1936年出生于德国的盖尔森基兴，在波恩大学、汉堡大学和杜塞尔多夫大学先后学习医学专业，并于1960年在杜塞尔多夫大学获得了博士学位。1969年获维尔茨堡大学颁授教授资格后，1983年被任命为海德堡德国癌症研究中心的科学主任，直至2003年从这个岗位上退休。

　　豪森教授的童年并不幸福，他亲眼看见了战争时自己的城市每日经历着狂轰滥炸，饱受战乱的影响，小豪森10岁以前的教育经历几乎为一片空白，正因如此，小豪森刚开始学习时成绩几乎垫底，但通过不懈的努力，他很快追赶了上来，虽然不算拔尖，但至少没在学业上遇到太大的问题。豪森对待工作和学业非常认真，虽然经历了20世纪60年代末期的享乐主义，但是他从来没想过要变成嬉皮一族。都说"从小看大，三岁知老"，这一说法虽然不一定准确，但童年时候就立下的志向，往往能影响一个人今后的选择，小豪森正是如此，除了喜欢研究花卉、鸟和其他动物，他从很小就立志于成为一位科学家。他16岁时，弟弟曾问他高中毕业以后想做什么，他说道："我要学医、搞研究、拿诺奖。"等到高中毕业，豪森果然遵循了自己热爱的方向，选择了医学作为自己的专业。不过，经过几年的医学院生活，他对自己的热爱有了更清晰的认知，他深知自己对基础研究的着迷程度远大于成为一名临床医师，于是，在满足升学条件后，他前往德国杜塞尔多夫大学进行深造。在之后的一次研究中，就在豪森想要深究病毒能让染色体发生一些突变的原因时，他陷入了困境，由于当时的德国病毒和细菌学的研究仍然处于起步阶段，他没法获得足够的条件支撑实验继续进行下去。1965年，豪森远赴美国，同免疫学家沃纳·亨勒（Werner Henle）的团队一起从事EB病毒的研究，在亨勒教授的启发下，豪森开启了他新的研究生活。在一次电镜观察中，豪森发现了癌细胞内部存在EB病毒的清晰证据，也因此得出一个结论——EB病毒可能在伯基特淋巴瘤的发展中有着重要作用。

　　1969年，德国维尔茨大学的病毒研究所成立，并且愿意给豪森提供独立的实验室，抱着检验自己理论的决心，豪森接受邀请回到德国。经过不断的努力，豪森成功验证了伯基特淋巴瘤细胞含有EB病毒的DNA。这也是豪森他们第一次证明了病毒可以作为基因组存留在人类肿瘤细胞中，并可能通过基因组修饰这些细胞，使其进入肿瘤生长。这一次的成功也极大地鼓舞了豪森的信心。

1972年，豪森来到德国巴伐利亚埃尔朗根-纽伦堡大学的临床病毒学研究所工作。在这里，他决定改变研究方向，开始致力于揪出宫颈癌的真凶。此前，很多研究人员认为单链单纯疱疹病毒2型（HSV-2）是女性宫颈癌的罪魁祸首，因为这种疾病通过性传播，也有人确实在部分宫颈癌样本中发现了HSV-2的存在。但豪森仍然对这一说法半信半疑，基于研究EB病毒时的经验和技术，他使用核酸杂交技术分析了女性宫颈样本中的HSV-2的DNA，他将HSV-2的遗传物质（由DNA和RNA的组成部分核酸组成）引入宫颈肿瘤样本中。如果样品中已经存在HSV-2，单链将与样品中的互补链结合。豪森的核酸杂交结果是多次未能在样本中发现任何HSV-2的DNA。因此他得出结论，样本中没有HSV-2的DNA，它不会导致宫颈癌。1974年，豪森带着自己的新成果参加了一次在美国佛罗里达举行的国际会议，准备发表宫颈癌中不存在单纯疱疹病毒的报告。不巧的是，就在他将要发言之前，一位来自芝加哥的研究人员宣布，他在一个宫颈癌标本中分离出了40%的单纯疱疹病毒基因组，听众们十分认可这位研究者的发言，不时爆发出雷鸣般的掌声。

但轮到豪森时，听众们都有精无彩地听着豪森的演讲，并认为他的结果缺乏敏感性而不予理会，这成为了他职业生涯的低谷。但打不倒他的终将使他更加强大，豪森并没有因为受挫而停下脚步。后来，豪森注意到了大量关于尖锐湿疣能够转变成鳞状细胞癌的报道，这些报道指出，在尖锐湿疣样本中能检测到HPV。这些信息促使他萌生了一个全新的想法——宫颈癌的真凶或许就是HPV。为了验证这一假设，豪森迫不及待地开展了针对HPV的研究计划。他得到了当地一家医院皮肤科的帮助，从那里获得了大量跖疣样本，通过深入研究，豪森首次发现不同疣之间的DNA可能出现杂交，这也暗示着，HPV存在非常多的种类。随后他开始审查有关生殖器尖锐湿疣患者的医疗报告，有些患者后来发展为了宫颈癌。因为在生殖器尖锐湿疣中也发现了HPV的DNA，豪森更加坚定了自己的这一猜想。

1976年2月，豪森发表了《尖锐湿疣与人类生殖器癌症》这篇文章，阐述了他关于"HPV导致了宫颈癌"的假说。在文章中，豪森描述了他以前的研究实验，未能将HSV-2与宫颈癌联系起来。然后他提出了病毒可以诱发癌症的理论，按照这个假设，肿瘤中会含有病毒DNA。如果肿瘤显示出病毒DNA的存在，那么这种病毒就是一种癌病毒，或者说是一种引起癌症的病毒。同时，他假设HPV引起的生殖器尖锐湿疣会诱发宫颈癌。豪森解释说，先前的实验已经证明了HPV在生殖器疣样本中的存在，区分了由HPV引起的生殖器疣和由人类疣病毒引起的疣。

1977～1987年，豪森带领一个研究小组跨越德国的几个研究机构，调查HPV是否会导致子宫颈癌。豪森的第一个实验验证了HPV导致宫颈癌，而不是当时公认的HSV-2的假设。而后，他的第二次和第三次实验详细说明了在宫颈癌样本中鉴定两种先前未知的HPV 16和HPV 18株的方法。实验结果表明，宫颈癌样本中存在HPV 16和HPV 18的DNA。豪森因此更加坚信是HPV，而不是HSV-2导致了宫颈癌，这使得研究人员能够开发预防措施，如HPV疫苗。

然而，发现HPV 16和HPV 18的过程并非一帆风顺。1979年末，豪森与同事合作，终于首次从尖锐湿疣中分离出了HPV 6。然而，遗憾的是，他们并未在宫颈癌样本中检测到HPV 6。不过有了这些经验，也使得他们进一步从尖锐湿疣中找到了HPV 11，这是一种来源于喉乳头状瘤的病毒类型。不同的是，后续研究发现，24份宫颈癌样本中有1份显示出HPV 11阳性。这也是豪森和同事首次找到了宫颈癌和HPV具有联系的证据，虽然不足以证明HPV 11就是宫颈癌的罪魁祸首，但他们肯定，大概率还有别的HPV与宫颈癌具有高度联系。

在这项研究的基础上，1983年，豪森和他的团队在来自德国、巴西和肯尼亚患者的宫颈癌活体组织检查中发现了HPV 6和HPV 11的存在。他们从宫颈癌活体组织检查样本中提取HPV的DNA，通过插入酶从其余样本中分离出DNA。DNA从组织样本中分离出来后，多次克隆DNA以描述其潜在的核苷酸序列。然后，他们将该序列与已经建立的HPV 6和HPV 11的DNA序列进行比较。虽然样本中的部分DNA序列与HPV 6和HPV 11匹配，但他们还是发现了不同之处。样本中的某些DNA片段与菌株6或11不匹配，导致他们将样本中的DNA序列指定为属于未描述的HPV菌株——HPV 16。

而后他们重新分析了宫颈癌活体组织，寻找HPV 6、HPV 11和HPV 16的DNA。豪森在德国超过一半的宫颈癌活体组织检查中发现了HPV 16的DNA。相比之下，他在巴西和肯尼亚的宫颈癌活体组织检查中发现HPV 16的患者不到一半。他的团队在宫颈癌肿瘤细胞中几乎没有发现HPV 6和HPV 11的DNA，这使得豪森得出结论，宫颈癌可能是由多种类型的HPV引起的，HPV 16是主要来源之一。由于HPV 16的DNA在不同患者人群中的流行程度不同，豪森确定其他类型的HPV也可能导致宫颈癌。

皇天不负有心人，豪森和他的研究团队从一名巴西患者的肿瘤样本中提取了HPV的DNA，并描述了该DNA，分离出的DNA序列与任何已知的HPV菌株都不匹配。豪森鉴定出这种新的病毒株为HPV 18。豪森带领团队重申了先前的理论，即宫颈癌可能是由多种类型的HPV引起的。他们重新分析了宫颈癌活体组织，发现在非洲和巴西患者的36例宫颈癌活体组织检查中有9例发现了HPV 18的DNA，而在德国患者的13例宫颈癌活体组织检查中只有2例发现了这种菌株。对HPV 18的鉴定进一步支持了他以前的理论，即除了HPV 16，其他类型的HPV也会导致宫颈癌，特别是HPV 18。

随着这些研究的发现，豪森也投入了更深层次的思考，病毒的结构相当简单，如果事实真同他的结论一致，那么或许可以借此研究出某些东西，能够用于对抗HPV的感染，降低宫颈癌的发病率。于是他尝试与制药公司接触，希望能够共同开发对抗HPV的疫苗。但大多公司并不愿意做出这样的尝试，他们仍然对豪森的结论将信将疑；更重要的是，他们并不认为这样的尝试可以盈利，表示还有更紧迫的问题需要解决。

20世纪80年代末，科学家们大多掌握了聚合酶链反应（PCR）等分子技术，这也有助于他们更有效地从样本中获取遗传信息。利用这些技术，从其他组织样本中发现了HPV DNA的新闻接踵而至，这无疑削弱了豪森关于HPV导致宫颈癌的说法。由于这类技术是新兴的，缺乏专业培训和交叉污染常导致错误的结论，在当时，这些荒谬的错误足以关闭豪森寻找HPV疫苗的大门。豪森沮丧地说道："人们开始怀疑HPV在癌症中的作用，制药公司对这个故事也不再感兴趣。宫颈癌是全球主要的癌症之一，它导致了许多相对年轻女性的死亡。如果我们把最初认为的'这种病毒一定是病因'的信念贯彻到底，我们会更早开始研制疫苗。"

幸运的是，在1991年，一些流行病学研究证实，HPV确实是宫颈癌的致病因素，豪森的努力终于迎来了曙光，疫苗的研究也能够随之开展。几乎90%的宫颈癌是由已知的HPV类型造成的，只有一小部分可能由其他类型的HPV引起，再加上低风险的HPV型别很难引起癌症，因此豪森坚信，人们可以研发出一种疫苗针对几乎所有高危型HPV，借此来降低人们的患病风险。他也强烈建议，不论男女都应该接种HPV疫苗。豪森相信，疫苗的问世能够帮助人们在未来20年内远离宫颈癌。2006年，第一款HPV疫苗在美国成功亮相，这是送给全球女性的一份"科学礼物"，同年，豪森将这一漫长历程浓缩在一本专著《致病性人乳头状瘤病毒》中。

2008年10月6日，诺贝尔生理学或医学奖揭晓，豪森因发现HPV导致宫颈癌而获奖。至此，豪森终于完全实现了自己儿时的梦想。

"路漫漫其修远兮，吾将上下而求索。"豪森的整个工作生涯一直在坚持寻找HPV与宫颈癌的证据，他那奠基性的工作和奉献精神无时无刻不在激励着一代又一代年轻学者，在对未知领域的探索上，在为人类谋福利的追求上，在面对苦难的底气上，豪森有太多的东西值得我们深思和铭记。

豪森用他的一生换来了科学的真理，也带来了人们克服疾病的勇气，尽管豪森在研究过程中遭到了别人的质疑甚至是嘲笑，但他从未放弃过自己的观点，这样的故事也在告诉着我们，即使有时候我们的想法与主流背道而驰，只要我们充分思考，勇于实践，或许真理就掌握在我们自己手中。相信豪森的故事会被更多后人一遍遍歌颂下去，也会有更多人愿意为了人类的共同健康而不懈努力。

豪森曾说："我的一些同事认为我有点愚蠢，因为我整个职业生涯都在关注一件事——致癌物的感染因子。许多早期和我一起工作的人都改行做了别的事情。我认为，这些慢性疾病需要科学方面的持续参与，我相对安静，不是一个咄咄逼人的人，但我认为我能说服人们去做必要的事情。"

第二节　HPV 的致病机制

一、HPV 的特殊结构：精密的"微观仪器"

　　HPV 在全球名声大噪，在了解了它与一系列癌症的密切联系后，想要探索它致病的魔力，我们必须先走进它微小而精密的内部结构，进而了解它的独特之处。HPV 是一种嗜上皮组织的无包膜双链环状小 DNA 病毒，其核心是一段环状双链 DNA 分子，包括了长控制区、早期区和晚期区，就像一个迷你的遗传信息存储器，储存着病毒复制、感染与致病的关键指令。

　　这些指令被包裹在一个由 72 个 L1 蛋白亚基排列而成的二十面体衣壳内，形成一个坚固且对称的铠甲，确保了病毒基因组的安全。我们可以把这一结构想象成一个由 72 块精密零件组装成的城堡，每一个零件都不可或缺，共同搭建起保护病毒核心的堡垒。

　　然而，这个城堡如果只具备简单的防御属性显然是不够的，它的表面还分布有由 L2 蛋白参与构成的钥匙或锁孔，这些特殊的结构经过了精心加工，成为了病毒与宿主的对接口，能够精准识别并吸附到宿主细胞上的特异性受体上，实现病毒对目标细胞的精确制导。而 L1 蛋白和 L2 蛋白正是由晚期区控制，特别的是，由于这种特异性也使得 L1 蛋白和 L2 蛋白（尤其是 L1 蛋白）成为了免疫系统首先识别并进攻的对象，很多疫苗也正是利用了这一点来对抗 HPV。早期区则包含了编码 $E1$、$E2$、$E4$、$E5$、$E6$ 和 $E7$ 这些早期蛋白的基因，其中 E6 和 E7 是病毒发挥致病作用的罪魁祸首。我们可以将 E6 蛋白和 E7 蛋白比作病毒派来的破坏专家，就如同潜入敌营的黑客，强行篡改宿主细胞的生命程序，最终可能导致正常细胞被迫走向恶性转化的道路。HPV内部这精妙绝伦的特殊结构，无一不体现着大自然巧夺天工般的创造力和精密性。认识这些结构特性对于揭示HPV的传播机制、致病过程及疫苗研发等方面具有极为重要的科学价值和实际意义。

二、HPV的理化特性：病毒界的"忍者神龟"

HPV不仅内部布置精密，还是一个顽强的小家伙，由于没有包膜，脂溶剂对它作用甚微，即使身处干燥环境中，它还可以保持活性数小时甚至数天之久，尤其在干冰（－70 ℃）和液氮（－196℃）环境中更是可以长期保持感染性，在pH 6 ～ 8的范围内也能稳定生存，而在适宜的湿润环境中，其生命力更是顽强，能在外界环境中存活数月。借助这种超强的生命力和适应性，HPV能够在各种生活场景中悄无声息地传播。更重要的是，HPV同样还是一位善于伪装的隐形侠。在感染初期，它往往不会引发明显的临床症状，使感染者难以察觉，就如同一名潜伏的特工，悄悄在人体内执行其破坏计划。同时，HPV也具备一定的免疫逃逸能力，可以在部分感染者体内建立持久性感染，仿佛穿上了一件隐身衣，巧妙躲避机体免疫系统的追捕。不过这种生存之道也是有一定限度的，HPV在温度达到55 ～ 60 ℃时就会发生变质，而且当它在体外受到物理、化学因素的作用都会受到影响，辐射X射线、γ射线和紫外线等能让它失去活力。因此，强酸、强碱等大部分消毒剂都可以在体外将它消灭，加热或经福尔马林处理同样也是可行的，不过乙醇对它的作用没那么灵敏。如果有衣物和物品可能被HPV污染，最好还是采用消毒剂浸泡或煮沸消毒的方法。

三、HPV的传播过程：悄无声息的"病毒接力"

1. 传染源

首先要明白的是，这场接力赛的起跑点往往是已经感染了HPV的人或者动物，而交接棒往往秘密发生在患者和其接触者的生殖器皮肤或黏膜上，当前者的感染部位接触了后者的黏膜或者是破损的皮肤，这场接力便不动声色地完成了。

2. 传播途径

（1）性传播：作为HPV最主要的传播途径，性传播占据了传播的80%～95%。当健康细胞与带有HPV的细胞发生亲密接触时，HPV便可以凭借自己高超的技艺将自己的遗传信息传播给新的宿主，无论是阴道、肛门，还是口腔黏膜，都可以成为传播HPV绝佳场所。目前有大部分研究表明，女性近期的性伴侣数、初次性交年龄、性交频率及性伴侣患有生殖道疣等均与HPV感染密切相关。

（2）母婴传播：孕期母亲若不幸感染了HPV，那么就有可能在分娩过程中通过产道将病毒传给新生儿，此时的HPV便发挥了它的"潜行者"属性，悄然地越过了母子之间的屏障，将自身基因植入新生儿体内。

（3）间接传播：值得注意的是，虽然HPV主要寄居于皮肤和黏膜上皮细胞内，但其实它的传播方式可并不只局限于直接传播，间接接触同样是不可忽视的一条传播通路。当我们共享卫生用品，如毛巾、剃须刀等时，又或者是在公共浴室、游泳池等场所接触到携带HPV的物品，HPV也有可能越过实体障碍乘虚而入。不过这种情况还是比较少见的。

总的来说，HPV的传播方式多元而广泛，不过也正因我们了解了这些传播途径，才能更好地采取针对性预防措施，接种疫苗、保持良好的个人卫生、掌握安全的性行为方式，都能够帮助我们有效拦截这位秘密的微观信使，赢得这场"病毒接力赛"的胜利，更好地守护自己和他人的健康。

3. 易感人群

（1）年轻女性：性传播是HPV感染的主要途径，因此其感染率受到人群的年龄和性行为习惯的影响。因而性行为活跃的人群，尤其是年轻女性毫无疑问成为了HPV的重要进攻对象，因为女性的生理构造特点，宫颈黏膜对于HPV有着天然的亲和力，因此一旦与带有HPV的皮肤或黏膜发生接触，就像是吸铁石遇到了铁粉，很容易就会吸附并发生感染。研究表明，HPV第一个感染高峰年龄在20岁左右。虽然年轻女性的HPV感染及其引起的宫颈病变的频率很高，但绝大多数都是小打小闹，病毒会在短期内自动投降，当然有时候病毒并不服输还会卷土重来导致反复感染，也可能会请来援军，使人同时感染几种不同型别的HPV，这就有可能导致严重的后果。

（2）免疫功能低下者：流行病学调查数据显示，我国女性存在第二个HPV感染高峰，40～45岁。一方面，大年龄段女性免疫系统的防线随年龄增加而老化破损，对新发和既往感染的清除能力下降，从而助长了病毒的嚣张气焰；另一方面，也与其本人或配偶曾与新的性伴侣接触而发生感染有关。此外，诸如HIV感染者、接受器官移植需要长期使用免疫抑制剂及存在某些自身免疫疾病的人们，他们的免疫系统警戒松弛，无法有效识别HPV的入侵，因而很容易成为HPV肆虐的"温床"。

（3）不良生活习惯者：除年龄外，性生活频繁或有多个性伴侣、初次性生活年龄低、性生活未采取防护措施等都会增加感染HPV的概率。另外，吸烟者由于免疫系统长期和烟草打交道，就像是一台长时间超负荷运载，故障老化的电脑，对于病毒入侵的抵抗能力也会明显减弱。长期居住在不干净的环境中和不注重个人卫生习惯的人也容易遭到 HPV 的"青睐"。他们往往忽视了这台微小精密的机器所带来的危害，给了病毒乘虚而入的机会。

对此，我们应当提高警惕，通过增强自我保护意识、改善生活习惯、积极接种疫苗、定期体检等方式，共同编织一张严密的健康防护网，有助于我们精准预防和采取干预措施，提前搭好防火墙。

四、HPV 的致病机制：细胞内的"病毒革命"

HPV 是一位老奸巨猾的潜伏者，在全球范围内悄无声息地进行着一场场影响深远的细胞内部"革命"。这场"改革"的核心，正是其独特且复杂的致病机制，想要揭开这层神秘面纱，揭示 HPV 如何施展魔力，就需要我们跟随 HPV 的脚步，从最初的接触、入侵，到调控细胞命运直至引发癌症的全程，来领略这场发生在微观世界井然有序的历程。HPV 侵略人体细胞，主要通过两条通路：感染扩增通路和转化通路。前者，病毒在人体内完成病毒复制的生命周期，目前研究多认为其不会引起癌变；后者，高危型 HPV 基因成功整合进入基因组，使 E6 和 E7 癌蛋白过度表达，进而发展为癌症。

HPV 的侵入过程就如同精心策划的特工完成一项精密的任务。它通过皮肤或黏膜接触，找到宿主细胞的大门，然后利用自身外壳上的 L1 和 L2 蛋白编织成一把"万能钥匙"，能够精准识别并锁定宿主细胞表面特定的受体（如硫酸肝素或整合素），实现与细胞的亲密接触。这就是所谓的"吸附"。打开了细胞的大门后，HPV 开始实施其核心计划，它的 DNA 被释放出来开始输入指令，其中包含早期（E）基因和晚期（L）基因，它们是这场细胞内"革命"的两大关键指挥官。E6

和E7这两个早期基因编码的蛋白质如同病毒派出的两位"破坏分子"。细胞中的抑癌基因$p53$和Rb就像是负责监管社区治安的安保人员，分别维持着细胞周期的正常运行，以及对受损DNA进行修复和抑制异常增殖，并在必要时启动细胞自杀程序以防癌变。E6蛋白的进攻对象是$p53$，绑定$p53$后将其降解，使其失去功能，就像让安保人员暂时休假，使得细胞失去了自我纠错的能力。而E7蛋白则找到了Rb，解除其对细胞周期进程的刹车作用，导致细胞如同失控的列车，过度增殖。这样一来，原本井井有条的细胞社会变成了一团乱麻，一发不可收拾。尽管大多数时候免疫系统依然坚守岗位，能够精准定位这些可恶的叛乱分子，然后竭力清除这些外来侵略者，但在部分个体中，HPV能够施展出高超的生物魔术，能够巧妙地躲避免疫系统的捕杀，建立持久性感染。在此期间，E6和E7蛋白持续招兵买马，以此降低细胞染色体的稳定性并诱导细胞永生化，一步步将原本遵纪守法的细胞社会推向恶性转化的边缘，最终可能演变成宫颈癌等恶性肿瘤。

大部分情况下HPV的感染为无症状的一过性感染，在组织学上表现为宫颈低级别鳞状上皮内病变，即轻度宫颈上皮内瘤变（CIN1），超过80%的感染在6～24个月内可被机体清除。但如果持续感染，则可能进展为高级别鳞状上皮内病变，即部分中度宫颈上皮内瘤变（CIN2）和重度宫颈上皮内瘤变（CIN3）。大概有60%的CIN1会自己好转，10%左右的CIN1会在2～4年后进展为CIN2、CIN3，而仅有1%的CIN1可进展为宫颈癌。当然也不是所有的CIN2和CIN3都是经过CIN1、CIN2进展而来，其中也有一部分并不曾经过CIN1阶段，而就算是在CIN3中也仅有50%会进展为浸润癌，通常癌症的发生需要HPV持续感染并经过10～20年的自然演化。

HPV的致病机制就如同一部环环相扣的连续剧，从吸附、侵入、基因表达调控至诱发持久感染，每一个环节都彰显了HPV的生存智慧与潜在危害。深入理解这一机制不仅有助于我们更好地预防和对抗HPV相关疾病，也为科学家们研究全新的治疗方案提供了珍贵的突破口。人类科学家正用智慧与勇气，努力驱散疾病的阴影，为守护生命健康筑起坚固防线。

第三节　HPV疫苗的应用

一、癌症史上的重大突破——HPV疫苗的研发

HPV难以治疗，目前我们还没有掌握对付HPV感染的有效治疗方法，只能依靠免疫系统去消灭它们，因此想要远离HPV带来的困扰，提高大众自身免疫能力是关键，而疫苗的研发和应用正符合这一思路。自从HPV与宫颈癌的关系得到证实以后，从20世纪90年代以后，对于HPV疫苗的研究便一直持续。2006年，四价HPV疫苗作为全球首个HPV疫苗，先后在美国和加拿大获批上市。2007年，双价HPV疫苗在澳大利亚获批上市。2014年，九价HPV疫苗在美国上市。

疫苗犹如一把坚固的医学护盾，它通过基因重组的办法表达出HPV的外壳L1蛋白，再经过纯化和一系列的组装可以得到病毒样颗粒，最后再加入佐剂就能够获得用于预防HPV的病毒样颗粒疫苗，这样的疫苗模拟了病毒的主要特征，注入人体后提前给人体免疫系统提供了一份详尽的"黑名单"，让身体提前学会识别并拒绝前来试探的HPV。接种HPV疫苗就如同帮助人体提前进行军事演习，帮助人体训练精准打击的能力，有效预防由HPV引起的恶性肿瘤，实现了从源头上控制疾病的目的。

　　既然疫苗已经成功问世，那我们怎样去评估其所引起的免疫反应的程度呢？这就不得不涉及疫苗免疫原性的检测。该检测不仅可以作为疫苗长期保护的依据和评价新一代疫苗的可能性，还可以用于桥接试验，可以对包括儿童在内的无法进行免疫效力评估的人群推荐适用的疫苗类型。通过一系列的血清法检测后，研究者们得出结论：双价、四价和九价的HPV疫苗都具备良好的免疫原性，这样的免疫原性受到接种年龄、接种间隔、接种剂次和免疫功能的影响。而当HPV疫苗与其他疫苗如乙肝疫苗、脊髓灰质炎疫苗、流行性脑脊髓膜炎疫苗等同时接种时，其免疫原性也不会受到影响。除此之外，免疫功能异常的人群如艾滋病患者、系统性红斑狼疮患者等接种HPV后仍然可以引起相对应的免疫反应，同样起到了一定的保护作用。

　　HPV感染到最后引发宫颈癌通常需要经过数十年的时间，因此，想要了解疫苗上市后预防癌症的实际效果也需要等待数十年，而目前所做的研究仅能观察到疫苗在预防感染、疾病和病变方面的效果。所幸的是，通过一系列的临床试验发现，双价、四价和九价HPV疫苗在预防疫苗相关基因型引起HPV相关疾病时都能发挥出很强的效果，而在疫苗上市后的实际应用中也体现了对相关基因型引起的HPV相关疾病良好的保护效果。不仅如此，三种疫苗都具有一定的交叉保护作用，也就是说，三种疫苗除了对HPV 16和HPV 18这两种主要的致癌病毒起到有效预防作用以外，也能对疫苗未包含的HPV型别提供一定的预防和保护作用。

　　另外，在临床诊断和治疗上，HPV检测同样提供了一盏明灯，照亮了癌症筛查的道路。科学家们运用PCR等分子生物学技术，如同使用一台微观显微镜，能够捕捉到HPV在细胞中的蛛丝马迹，精准筛查出患者的早期感染，从而及时启动个性化治疗方案，将疾病扼杀在摇篮里。

不仅如此，深入研究HPV的致病机制也为抗癌治疗理念带来了新的启示。根据E6和E7这两个病毒基因编码的蛋白质对抑癌基因*p53*和*Rb*的干预，科研人员正在以这些关键靶点为突破口，研发针对HPV相关癌症的新型药物或治疗方法，力争从源头上抑制肿瘤的发生和发展，有望实现对肿瘤生长的有效抑制。

最后，作为生命科学实验室中的重要模型生物，HPV同样不可小觑，它为我们理解病毒如何影响宿主细胞、导致肿瘤发生的复杂过程提供了实验窗口。研究HPV就像打开一台微型的时光机，使得我们能够穿越到微观世界的深处，去探索生命背后的微小奥秘。

HPV从曾经的健康威胁转变为医学研究和应用的重要资源，这一角色转变不仅彰显了人类对病毒认知的深化，也体现了医学科技力量在对抗疾病时的创新与智慧。从疫苗研发、检测技术革新到癌症治疗方式的优化及基础科学研究，HPV在这场微观与宏观混合的医学战役里面发挥着自己不可替代的作用，而这场关于HPV的医学之旅，无疑还将继续引领我们探索更多未知的科学疆域，为人类公共卫生事业写下更加精彩的篇章。

二、国际上关于HPV的建议

1. 世界卫生组织的立场

包括宫颈癌在内的HPV相关疾病是全球重要公共卫生问题，因此世界卫生组织一再建议将HPV疫苗的接种纳入国家免疫规划。对9～14岁未发生性生活的女孩进行接种，将获得最佳的预防效果。很多家长就会产生疑问，自己的女儿年龄还小，有必要在这个年龄段接种疫苗吗？这个问题的答案是肯定的。其一，在初次性生活发生之前，几乎没有概率会感染HPV，而根据HPV疫苗的特性可知疫苗对未感染人群的保护效果更好，所以在感染前接种就可以更好地起到预防作用；其二，年龄小的女孩免疫系统反应更加灵敏，接种HPV疫苗后，能够引发更加坚固的免疫反应应答，以帮助青少年女孩获得更好的保护。正是出于这两点优势考虑，世界卫生组织才会强烈建议该年龄段女孩接种疫苗。

（1）目标接种人群：在世界卫生组织的建议中，9～14岁未发生性行为的女孩为首要接种对象，世界卫生组织建议各国各地区的免疫接种策略应优先保证这一类人群的高接种率。除此之外，世界卫生组织还指出，在HPV疫苗的接种被纳入国家免疫规划之初，对9～18岁多个年龄组的女孩进行疫苗的接种将会得到比单一年龄段更快、更高的人群收益。而只有在必要、可负担、符合成本效益及不占用首要接种对象或有效宫颈癌筛查投入的前提下，才推荐对次要接种对象，也就是男性或≥15岁的女性进行接种。说到这里，不少人或许又会产生疑问，男性也有必要接种HPV疫苗吗？很多人也许认为，男性又没有子宫，更谈不上患上宫颈癌，自然没必要接种HPV疫苗。但事实并非如此，首先，除了宫颈的病变以外，庞大的HPV家族同样能为男性带来尖锐湿疣、疱疹和癌前病变，也就同样带来了阴茎癌、口咽癌和肛门癌等的可能性。根据研究发现，尖锐湿疣的罪魁祸首大部分是HPV 6和HPV 11，因此接种HPV疫苗尤其是九价疫苗也能为男性的健康提供重要的保障。而更重要的是，男性接种HPV疫苗，也是对自己伴侣的重要保护，前面提到，性生活是HPV传播的主要途径，并且传播性极强，不管采取怎样的保护措施都难以完全规避，只要发生过性生活，就意味着感染HPV的概率大大增加。因此，在保障青少年女性接种的前提下，男性也接种HPV疫苗可以起到双重保险的作用，很大程度上保护了自己的伴侣，同时也是为自己的健康再上一把锁。

（2）接种程序：世界卫生组织建议9～14岁的女孩或男孩采用两

剂次接种，两剂之间需要间隔6个月，这样可以大大节省成本和提高接种率。对于首剂接种时 < 15岁、第2剂接种时 ≥ 15岁的情况也是采取两剂次接种。两次接种的间隔最好不要超过12 ~ 15个月，也就是要尽量保证在性行为开始前快速完成接种。如果两次接种间隔短于5个月的话，就需要在接种首剂之后至少6个月接种第3剂以保证免疫效应。对≥ 15岁者，推荐采用三剂次接种程序（第0、1 ~ 2、6个月）。而对于免疫系统异常的人群，不论是否正在接受治疗，都应进行三次接种。

2. 伟大的承诺

在2020年世界卫生组织最新发布的《加速消除宫颈癌全球战略》中提出了到2030年需要实现的三个重要目标：① 90%的女孩在15岁之前完成HPV疫苗接种；② 70%的妇女在35岁和45岁之前接受高效检测方法筛查；③ 90%确诊宫颈疾病的妇女得到治疗。这意味着全球首次承诺消除一种癌症，在此基础上，预计到2050年可以减少40%以上的新病例和500万相关死亡。世界卫生组织总干事谭德塞说："消除癌症曾经看起来是个不可能实现的梦想，不过我们现在拥有成本效益高、基于证据的工具来实现这一梦想。但是，只有我们下定决心在全球范围内扩大使用那些工具，我们才能消除作为公共卫生问题的宫颈癌。"

三、国内疫苗的使用

1. 打破垄断

国际上HPV疫苗的研发如火如荼，国内关于HPV疫苗的研究也一刻未停。2019年，由厦门大学联合万泰生物研制的首支国产HPV疫苗——馨可宁上市，这一伟大研究不仅打破了进口疫苗长期垄断的局面，更是使我国成为继美国和英国之后，世界上第三个实现宫颈癌疫苗独立供应的国家。过往使用的进口疫苗通常价格高昂，而这一国产疫苗所取得的关键突破就是将大肠杆菌作为人用疫苗生产的工程细胞，首创出原核表达类病毒颗粒疫苗技术体系。大肠杆菌作为表达系统具备独特优势，制备简单、成本低廉，虽然研发阶段门槛很高，但是一旦实现技术突破，易于大规模复制生产，能大大提高疫苗的可及性，也就在一定程度上降低了疫苗的价格。

2.国内疫苗接种的具体要求

在世界卫生组织的建议之下，中国同样提出了《加速消除宫颈癌行动计划（2023—2030 年）》，目前已经有越来越多的省市积极响应了国家的号召，不断推广为适龄女孩接种HPV疫苗的计划，2023年《中国子宫颈癌综合防控指南（第2版）》提出了三级预防策略（图9-1），其中一级预防措施就包括了开展健康教育和接种预防性HPV疫苗。

一级预防	开展健康教育和接种预防性HPV疫苗	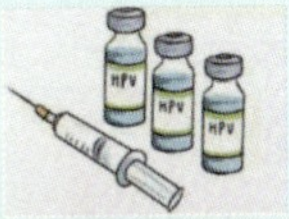
二级预防	对所有适龄妇女定期开展宫颈癌筛查，对确定为宫颈癌前病变患者及早进行治疗	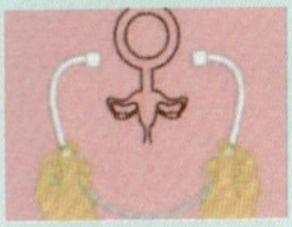
三级预防	根据宫颈癌的临床分期，开展适宜的手术、放疗、化疗及姑息疗法	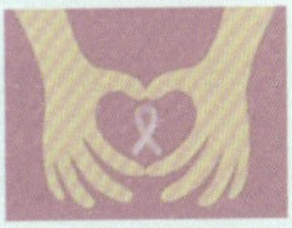

图9-1　宫颈癌三级预防策略

我国对于HPV疫苗的监管也是十分严格的，接种单位必须遵照《疫苗流通和预防接种管理条例》和《预防接种工作规范》的要求，按照疫苗说明书规定和"知情同意、自愿自费"的原则，科学告知家长或受种者后，为受种者及时提供疫苗接种。

（1）双价HPV疫苗

1）接种对象：适用于9～45岁的女性。

2）接种程序：推荐于第0、1和6个月分别接种1剂次，共接种3剂。根据国外研究数据，第2剂可在首剂后1～2.5个月之间接种，第3剂可在第1剂后5～12个月之间接种。尚未确定本品是否需要加强免疫。

3）接种途径及剂量：肌内注射，首选接种部位为上臂三角肌。共接种3剂，每剂0.5毫升。

4）接种禁忌：对双价疫苗中任一活性成分或辅料严重过敏者。

（2）四价HPV疫苗

1）接种对象：适用于20～45岁女性。

2）接种程序：推荐于第0、2和6个月分别接种1剂次，共接种3剂。首剂与第2剂的接种间隔至少1个月，第2剂与第3剂的接种间隔至少为3个月，3剂的接种应在1年内完成。尚未确定本品是否需要加强免疫。

3）接种途径及剂量：肌内注射，首选接种部位为上臂三角肌。共接种3剂，每剂0.5毫升。

4）接种禁忌：对疫苗的活性成分或任何辅料成分有超敏反应者禁用。注射本品后有超敏反应症状者，不应再次接种本品。

（3）九价HPV疫苗

1）接种对象：适用于16～26岁女性的预防接种。

2）接种程序：按照第0、2、6个月的免疫程序接种3剂。根据临床研究数据，第2剂与首剂的接种间隔至少为1个月，而第3剂与第2剂的接种间隔至少为3个月，3剂的接种应在1年内完成。尚未确定本品是否需要加强免疫。

3）接种途径及剂量：肌内注射，首选接种部位为上臂三角肌。

共接种3剂，每剂0.5毫升。

4）接种禁忌：对本品或四价HPV疫苗的活性成分或任何辅料成分有超敏反应者禁用。注射本品或四价HPV疫苗后有超敏反应症状者，不应再次接种本品。

宫颈癌是全球首次承诺消除的癌症，而HPV疫苗也是人类史上第一个用于预防癌症发生的疫苗，具有里程碑意义。疫苗在预防HPV感染及有关疾病方面的作用有目共睹，但注射了疫苗也不代表大家就可以完全放心了。我们必须清楚，HPV疫苗的防护效果有限，并不能解决所有问题，就算接种了HPV疫苗也不能摒弃目前的筛查方法，不能放弃做宫颈组织学检查，同时疫苗也还没有被证实能够治疗感染，只要有过性生活的女性，都应该做病毒筛查，从HPV感染到发展成宫颈癌是一个漫长的过程，所以建议间隔3～5年进行一次筛查。说来说去，宫颈HPV感染始终还是一种性接触传播疾病，一切防护措施的背后都离不开每个人对于安全性行为的充分重视，对广大群众特别是青少年应通过相关的科普宣传，让他们了解性传播疾病的传染源、传播途径、疾病表现、危害性、治疗及预防措施等，从思想上意识到HPV的危害并且牢记防护措施，才能真正把预防疾病落到实处。

参考文献

戚中田.医学微生物学[M].4版.北京：科学出版社，2022:313-315.

孙红丽，杨迪.首支国产HPV疫苗的攻坚之路[EB/OL].(2022-12-04)[2024-04-08]. http://health.people.com.cn/n1/2022/1124/c14739-32573133.html.

世界卫生组织.作为一个公共卫生问题 加速消除宫颈癌全球战略[EB/OL].(2020-11-17) [2024-04-15]. https://www.who.int/china/zh/publications-detail/9789240014107.

Lever A M, Berkhout B. 2008 Nobel prize in Medicine for discoverers of HIV[J]. Retrovirology, 2008, 5(1):91.

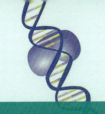

第十章

人类免疫缺陷病毒——揭开艾滋病的面纱

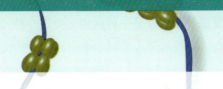

1983年，法国科学家弗朗索瓦丝·巴尔–西诺西（Françoise Barré-Sinoussi）和吕克·蒙塔尼（Luc Montagnier）发现了人类免疫陷病毒（HIV）。他们因此在2008年共同获得了诺贝尔生理学或医学奖，这一发现对于理解艾滋病的病因和开发治疗方法具有重要意义。

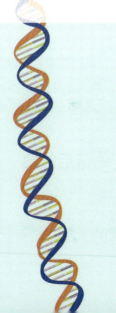
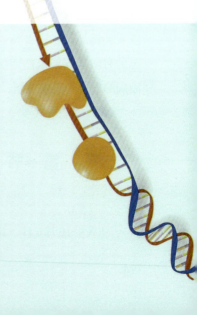

在人类历史的漫漫长河中，疾病始终是威胁我们生存与健康的重要因素。其中，艾滋病无疑是最令人恐惧和难以忽视的一种。它如同一个无形的杀手，悄无声息地侵袭着人类的生命，给社会带来了深重的灾难。

自HIV首次被发现以来，它在全球范围内迅速蔓延，无情地夺走了无数人的生命。艾滋病不仅仅是一种疾病，更是一种社会现象，它打破了传统的道德观念，挑战了人类对于生命和健康的认知。

艾滋病的传播途径多种多样，包括血液传播、性传播和母婴传播等。这些途径使HIV得以在人群中迅速扩散，造成了广泛的社会影响。同时，由于艾滋病的潜伏期长、症状复杂多样，使得很多人在不知不觉中成为感染者，进一步加剧了疾病的传播。

面对艾滋病的威胁，人类并没有坐以待毙。科学家们不断深入研究艾滋病的发病机制和传播规律，努力寻找有效的预防和治疗措施。社会各界也积极行动起来，加强艾滋病的宣传教育，提高公众对艾滋病的认识和防范意识。

然而，尽管取得了一定的成果，但艾滋病的防治工作仍然面临着巨大的挑战。感染者数量的不断增加、社会歧视的普遍存在、治疗资源的有限等问题依然困扰着我们。因此，我们需要更加深入地了解艾滋病的发病和感染机制，加强防治力度，共同应对这一全球性的挑战。

第一节　诺贝尔奖的幕后故事

2008年10月6日，诺贝尔生理学或医学奖正式揭晓。来自法国的两位杰出科学家，巴尔-西诺西和蒙塔尼，因其在巴斯德研究所病毒学系逆转录病毒感染调控小组和法国巴黎艾滋病研究与预防基金会的杰出工作，荣获该奖项。他们的贡献在于发现了HIV，也就是我们通常所说的艾滋病毒。

其实巴尔-西诺西和蒙塔尼（图10-1）早在1983年便成功发现了HIV，这一发现无疑具有划时代的意义。然而，为何如此重大的科学突破直至2008年才赢得诺贝尔奖的认可呢？这背后其实隐藏着一场关于他们与美国病毒学家罗伯特·盖洛（Robert Gallo）之间谁是HIV第一发现人的争论。尽管这场争论在20世纪90年代初已有了定论，但直到诺贝尔奖的颁布，才为这个历史性的争论画上了一个圆满的句号。那么，关于HIV的发现，背后究竟隐藏着怎样的故事呢？请让我们细细为您叙述。

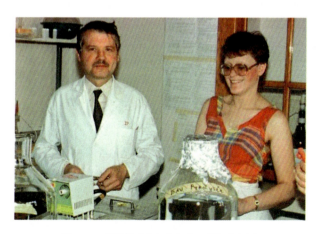

图10-1　蒙塔尼（左）和巴尔-西诺西（右）

在1980～1981年间，美国纽约和加利福尼亚两地先后报告了一种新型严重病症，其特点在于患者的免疫功能极度衰退，并且所有治疗手段对其均无效。这些患者最终因机会性感染而离世。值得注意的是，患者群体主要集中在男性同性恋者中。这一现象迅速引起了美国疾病控制中心的密切关注。经过一系列的研究和讨论，1982年9月，美国疾病控制中心正式将这一病症命名为"获得性免疫缺陷综合征"，也就是我们常说的艾滋病。

由于艾滋病患者的全身器官系统几乎都会出现病变，这导致了最初的误解，人们并没有意识到这些病变其实是由单一病原体引起的。直到1982年末，一些专注于病毒研究的实验室才开始深入探究引发艾滋病的真正病原体。

1983年初，法国比沙医院向巴斯德研究院蒙塔尼小组送来了一个男性同性恋者的淋巴结样本。蒙塔尼小组成员巴尔-西诺西意识到研究这一病例的重要性，并劝说蒙塔尼开展研究。他们通过细胞培养，发现样本中存在具有活性的逆转录酶，这证实了逆转录病毒的存在。然而，他们发现这种病毒与已知的人类嗜T细胞病毒（HTLV）不同，不能被HTLV抗体沉淀，却能被患者血清沉淀。排除其他因素后，他们意识到这可能是一种新的逆转录病毒。进一步实验证实，这种病毒会利用活化的细胞复制并杀死T细胞。1983年2月3日，他们在电子显微镜下观察到了这种病毒，并命名为淋巴细胞杀伤病毒（LAV）。

1983年5月20日，蒙塔尼实验室在著名的《科学》杂志上发表了他们的重大发现。同一期杂志还刊登了另外三篇关于HIV的论文，其中两篇来自美国国家癌症研究所的盖洛实验室，另一篇来自哈佛大学公共卫生学院。这三篇论文均认为艾滋病是由一种能够引起癌症的逆转录病毒——HTLV-1所引发的。而在此之前，盖洛实验室还发现了该病毒的另一种类型，即HTLV-2。为了进行更深入的对比研究，蒙塔尼实验室向盖洛实验室索取了这两种病毒样本。经过一系列的实验验证，蒙塔尼实验室确认他们发现的病毒并非HTLV。于是，在

1983年7月，蒙塔尼将一份LAV样本送到了美国国家癌症研究所的盖洛实验室，并且双方还签署了一份协议，明确规定了盖洛实验室只能将这份样本用于学术研究，而不得用于商业用途。同年9月，蒙塔尼在美国冷泉港举办的学术会议上详细报告了他们的这一发现。随后，在12月，他们向美国专利部门申请了专利，但遗憾的是，这一申请在1984年4月被拒绝了。

1984年4月，盖洛与美国卫生与公众服务部联合宣布了一种新型HTLV病毒的存在，他们将其命名为HTLV-3，并在1984年5月4日的《科学》杂志上公布了相关论文。鉴于该病毒主要攻击免疫作用的淋巴细胞，它被称为HTLV-3。同时，盖洛等人还宣布开发出了该病毒的检测方法，并成功申请了专利，该专利于1985年5月由美国专利及商标局正式授予。然而，蒙塔尼在研究盖洛发表的HTLV-3基因组序列资料时，发现其成果与自己发现的LAV存在高度相似性，甚至连电镜下的照片也惊人的一致。因此，他发表声明指责盖洛剽窃了他们的研究成果。1985年，法院受理此案，但由于双方各执一词，法庭在调查后拖延了一年多，仍然没能作出判决。1986年7月25日，世界卫生组织发布公报，国际病毒分类委员会为这种病毒起了一个新的名字，更名为人类免疫缺陷病毒，简称HIV。同年，盖洛和蒙塔尼因发现HIV而共同荣获拉斯克医学奖，这一奖项在生物医学界享有崇高的地位，仅次于诺贝尔奖。这场争论直到1987年，在当时美国总统和法国总理的调解下，才达成协议，由蒙塔尼和盖洛共同享有HIV的发现权。

1993年1月，美国研究诚信办公室重新调查了盖洛的案件，最后认定盖洛犯有科学不端行为。这是因为美国研究诚信办公室在1992年的时候，重新定义了科学不端行为的标准，以致形成与此前相反的结果。新标准将科学不端行为定义为"在提议、进行或报告研究时发生的捏造、篡改或剽窃行为……剽窃是指使用他人观点或话语，而没有给予他人适当的荣誉"。而1989年对不端行为或科学不端行为的定义则是"在建议、进行或报告研究时发生的捏造、篡改、剽窃行为，或严重背离科学共同体公认规则的其他行为。科学不端行为不包括解释或判断数据时的诚实的错误或诚实差异"。盖洛的案件就是新美国科学不端行为标准发布后，第一个实际应用的例子。用了这个新定义，不用再去看盖洛是不是有故意做错的心，只要他没有给蒙塔尼适当的认可，就可以认定他犯有科学不端行为。

不过，在1993年11月，美国研究诚信办公室又撤回了对盖洛的指控。

第二节　HIV的致病机制

一、HIV和艾滋病

HIV是导致艾滋病的病原体。艾滋病又称为获得性免疫缺陷综合征，它是由HIV感染引起的，它是一种以人体CD4$^+$T细胞减少为特征的进行性免疫功能缺陷，疾病后期可继发各种机会性感染、恶性肿瘤和中枢神经系统病变。

根据HIV的基因差异，HIV可分为HIV-1型和HIV-2型。HIV-1的复制能力更强，感染、传播的概率更高，而且所导致的临床症状也更为严重。它是世界各地的主要流行株，在我国也是最为常见的。而HIV-2的传染性较弱，引起的艾滋病临床进展较慢，症状也比较轻。它主要流行于西非、西欧及北美少部分地区。

HIV虽然外表看来像个小小的球形生物，但它的存在绝非"可爱无害"。它身披一层坚固的外壳，使得它能够轻易潜入我们的细胞内部。一旦成功侵入，它就开始在细胞内捣乱，迫使我们的细胞为其复制出更多的病毒。这些新复制的病毒又会继续攻击更多的细胞，并且专门瞄准我们身体内的免疫系统发动攻击，特别是针对免疫系统中至关重要的CD4$^+$T细胞下手。随着时间的推移，由于病毒的不断攻击，人体会逐渐丧失对各种疾病的抵抗能力，使免疫系统渐渐失效。最终，这种病毒会导致难以治愈的感染和肿瘤，甚至死亡。

HIV的结构独特而复杂，它由病毒包膜、病毒囊膜、病毒核酸及病毒遗传物质等主要部分构成。首先，我们来看看它的外部结构，它主要由脂质双层和外衣构成。脂质双层非常坚固，由蛋白质、复合脂质体、磷脂和蜡质等多种成分组合而成，使得病毒整体坚硬且不易变形。外衣则主要由蛋白质和复合脂质体构成，为病毒提供了额外的保护。

病毒囊膜上有两种重要的糖蛋白——gp120和gp41。gp120作为病毒表面的抗原，起着关键的作用；而gp41则是跨膜糖蛋白，对于病毒的某些功能至关重要，gp120与gp41通过非共价作用结合。

接下来是病毒的核心部分，它呈锥形，由蛋白p24组成的伴锥型1和伴锥型2构成。这些伴锥型结构内含病毒RNA基因组，以及核心结构蛋白和病毒复制所必需的酶类，如逆转录酶、整合酶、蛋白酶等（图10-2）。

在复制方式上，HIV采用的是逆转录复制机制。当病毒成功侵入人体细胞后，它会巧妙地利用细胞内的物质进行大量复制。具体来说，病毒的RNA在逆转录酶的作用下会转化为DNA，这个DNA随后会整合到宿主细胞的基因组中。之后，病毒利用宿主细胞的转录和翻译机制，产生大量的病毒蛋白质和RNA，这些成分最终组装成新的病毒颗粒。一旦组装完成，这些新的病毒颗粒会从宿主细胞中释放出

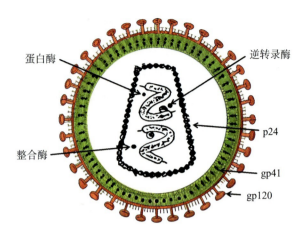

图10-2 HIV结构示意图

来，继续寻找并感染其他细胞。

二、HIV的传播途径

HIV主要通过三种方式进行传播：性传播、血液传播和母婴传播（图10-3）。HIV广泛存在于HIV携带者和艾滋病患者的体液中，包括血液、精液、前列腺液、阴道分泌物、乳汁及脑脊液等。在这些体液中，血液、精液和阴道分泌物的病毒浓度最高。

艾滋病的性传播主要是通过精液和阴道分泌物等体液进行的。当发生无保护的性行为时，特别是与已确诊的艾滋病患者发生性行为，风险会显著增加。因此，避免高危性行为，正确使用避孕套等防护措施，是降低艾滋病性接触传播风险的重要措施。

血液传播可能因不安全的输血、采血或静脉药物滥用等行为而发生。值得庆幸的是，在正规的医疗机构接受输血，感染HIV的风险相对较低。我国在血液管理方面实施了严格的监管制度，确保血液来源

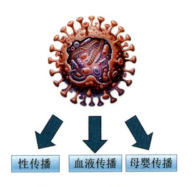

图10-3　HIV的传播途径

的安全性和可追溯性。

　　母婴传播主要发生在孕期、分娩或哺乳期间，此时母亲可能将病毒传递给胎儿或新生儿。因此，对于感染HIV的孕妇，及早采取干预措施是至关重要的。我国艾滋病母婴传播率呈逐年下降趋势，计划到2025年，在国家层面实现艾滋病母婴传播率下降至2%以下。为此，我国也采取了一系列规范预防母婴传播服务，包括预防育龄妇女感染，强化防控措施，做好重点人群健康教育，引导新婚夫妇和备孕夫妻接受检测，并提供干预和科学备孕指导。尽早发现感染孕产妇，完善孕早期检测流程，提高检测率，缩短确诊时间，为临产孕妇开通检测绿色通道，同时加强对配偶的咨询检测。规范诊治感染孕产妇及儿童，提供一站式服务，实行专案管理，加强中医药参与，确保感染儿童及早获得规范诊断和治疗。提供高质量随访服务，规范随访管理，完善流动个案追踪和信息对接机制，分析拒绝随访和失访原因，提升管理水平，及时评估干预效果，并开展重点案例评审工作。

　　除此之外，日常生活中的握手、拥抱、共用电话、共用马桶等行为，以及蚊虫叮咬，都不会导致HIV的传播。这些日常接触并不涉及体液交换，因此不具备传播病毒的条件。然而，为了避免不必要的风险，我们仍应注意个人卫生习惯，避免共用牙刷、剃须刀等密切接触的物品，确保个人健康与安全。

三、艾滋病的临床表现

1. 艾滋病的潜伏期

HIV侵入人体后，并不会立即出现症状，而是会经历一个较长的潜伏期。潜伏期通常为数月至数年，甚至可长达10年以上。在此期间，感染者可能没有任何明显症状，但仍具有传染性。因此，对于高危人群来说，定期进行HIV检测至关重要。

2. 艾滋病的初期症状

在潜伏期过后，HIV感染者会逐渐出现一系列症状，称为初期症状。这些症状可能因人而异，但通常包括以下几点：

发热：持续低烧或高烧，可能是HIV感染的首发症状。

疲劳：长期疲劳、无力，休息后也无法缓解。

皮疹：皮肤出现红色、紫色或棕色的斑点、斑块或丘疹。

淋巴结肿大：淋巴结（尤其是颈部、腋窝和腹股沟处的淋巴结）肿大，无疼痛或压痛。

喉咙痛：持续的喉咙痛，可能伴有口腔溃疡。

这些症状通常持续数周至数月，然后逐渐消失。然而，这并不意味着病情已经好转，反而可能是进入了无症状期。

3. 艾滋病的进展期症状

随着病情的恶化，HIV感染者会进入进展期，出现更为严重的临床表现。这些症状可能包括：

体重下降：无明显原因的体重减轻，通常超过原体重的10%。

腹泻：长期、持续的腹泻，可能伴有腹痛、恶心和呕吐。

机会性感染：由于免疫系统受损，艾滋病感染者容易感染各种病原体，如肺炎、结核病等。

神经系统症状：如头痛、记忆力减退、精神异常等。

肿瘤：感染者患肿瘤的风险增加，如卡波西肉瘤、淋巴瘤等。

4. 艾滋病的晚期症状

在艾滋病晚期，病情已经十分严重，感染者的免疫系统几乎完全崩溃。此时，各种机会性感染和恶性肿瘤频繁发生，严重威胁患者的生命。此外，患者还可能出现严重的营养不良、贫血和恶病质等症状。

一项对520万人的研究显示，在南非，随着HIV感染者寿命增长，非HIV相关癌症日益普遍。2012～2014年，乳腺癌成为南非HIV感染者第三大常见癌症，仅次于宫颈癌和卡波西肉瘤。2004～2014年，HIV感染者各类癌症发病率均上升，其中前列腺癌、食道癌和黑色素瘤等老年人常见癌症增幅最大。

第三节　艾滋病相关研究的医学应用

一、艾滋病的诊断

在探讨艾滋病的诊断时，我们需要了解几个关键的检测方法和原则。艾滋病的诊断主要依赖于实验室检测，同时结合临床表现和流行病学资料进行综合判断。

首先，我们来说说实验室检测。抗体检测、核酸检测及病毒分离试验都是实验室检测的常用手段。抗体检测是通过查找体内是否产生了针对HIV的抗体来初步判断是否感染。核酸检测是利用聚合酶链式反应（PCR）技术能够直接在我们的血浆、血清、组织器官或血液制品中检测HIV的DNA或RNA。这种检测方法不仅快速，而且极为敏感和特异，其准确性非常高。特别是在感染者疑似处于"窗口期"时，或者当抗体检测结果存在不确定性的时候，核酸检测就显得尤为重要。它能够为医生提供更精确的诊断结果，从而帮助患者尽早得到治疗和管理。病毒分离试验则是通过实验室培养，尝试分离出HIV，进一步确认感染。

除此之外，免疫学检测也是艾滋病诊断中的重要一环。它主要通过检测CD4$^+$T细胞的计数和百分比，来判断患者的免疫状况。这个指标不仅有助于判断艾滋病的发展阶段，还能作为治疗效果的参考。

最后，基因耐药检测是针对已经接受抗病毒治疗的患者进行的。通过PCR扩增或桑格测序法获得相关基因片段序列，与野生型、耐药株序列对比，可以判断患者的耐药程度，为治疗方案的调整提供依据。

诊断艾滋病的原则是以实验室检测为基础，同时考虑临床表现和流行病学资料。HIV抗体和病原学检测是确诊HIV感染的关键依据。而流行病学史，特别是针对急性期和婴幼儿HIV感染，具有重要的参考价值。CD4$^+$T细胞的检测和临床表现则主要用于确定艾滋病的分期。

需要注意的是，艾滋病的确诊并非单凭一项检测就能完成，往往需要多种检测方法结合使用，同时，还需要考虑患者的具体情况。这些方法的综合应用，使得我们能够更准确、更及时地诊断艾滋病，为患者的治疗提供了有力的支持。因此，如果怀疑可能感染了HIV，请务必前往正规医院，接受专业医生的检查和治疗。同时，我们也应该加强艾滋病的预防教育，提高公众的防范意识，共同为构建健康的社会环境努力。

二、艾滋病的治疗

1. 快速抗病毒治疗：拯救艾滋病的希望

当我们谈到艾滋病治疗时，近年来有一个新词汇频繁出现，那就是"快速启动抗逆转录病毒治疗"，简称Rapid ART。这究竟是什么呢？

简单来说，Rapid ART就是在确认感染HIV后，尽快地，最好是14天内就开始抗病毒治疗。听起来很简单，但它的意义却非常重大。

首先，这样做的好处是，它能很快地降低患者体内的病毒数量，让它变得"检测不到"。这样一来，患者不仅身体会感觉好一些，更重要的是，他们不再容易把病毒传染给别人。这就好像给病毒按下了"暂停键"，让它无法继续作恶。

其次，早期开始治疗还能帮助患者恢复免疫力，减少因为病毒导致的各种健康问题。想象一下，原本虚弱的身体因为治疗而逐渐变得强壮，生活也因此变得更加美好。

目前，包括世界卫生组织在内的多个国家和地区的抗病毒治疗指南，均已将Rapid ART作为控制HIV流行的重要策略予以推荐。那么，Rapid ART这么好，是不是每个人都适用呢？目前，虽然很多国家和组织都推荐这种治疗方法，但科学家们还在努力研究，看看它是不是对所有患者都有效。毕竟，每个人的身体情况都不一样，所以我们需要更深入地了解Rapid ART，确保它能最大程度地帮助到每一位患者。

2. 新型抗逆转录病毒药物与治疗方案：HIV治疗的新篇章

近年来，随着医学研究的深入，新型抗逆转录病毒药物和治疗方案不断涌现，为HIV感染者带来了更多的治疗选择和希望。目前，美国食品药品监督管理局已经批准了超过30种用于治疗HIV的抗逆转录病毒药物和超过10种复方制剂，全球抗逆转录病毒疗法也进入了整合酶抑制剂的时代。

整合酶抑制剂以其疗效高、抑制病毒速度快和耐受性好等优点，成为国际 HIV 感染治疗指南推荐的首选方案。这类药物能够精准地攻击病毒的关键环节，有效抑制病毒的复制和传播。同时，随着科技的进步，研究人员还在不断探索和开发新型抗逆转录病毒药物，以期进一步提高治疗效果和降低不良反应。

其中，衣壳蛋白抑制剂是近年来备受关注的新型抗 HIV 药物。衣壳蛋白在 HIV 复制周期中扮演着重要角色，因此成为一个非常有前景的靶点。目前，已经发现或开发了一些能够抑制衣壳蛋白功能的小分子和基于肽的化合物。这些药物通过与衣壳蛋白结合，干扰病毒的复制和成熟过程，从而达到抗病毒的效果。

成熟抑制剂是另一类新型抗逆转录病毒药物。它们通过阻止 Gag 蛋白的特定蛋白水解裂解，导致未成熟病毒颗粒的形成，从而阻断 HIV 的复制。GSK3640254 是一种具有前景的成熟抑制剂，其 II a 期概念验证研究已经显示出良好的抗病毒效果。

此外，核苷类逆转录酶易位抑制剂是另一类具有双重作用机制的药物。艾拉曲韦（islatravir）作为首个核苷类逆转录酶易位抑制剂，其抗病毒效力远高于其他传统的核苷类逆转录酶抑制剂，并且在体内具有较长的半衰期。研究显示，艾拉曲韦与多拉韦林的两联方案在维持病毒学抑制方面与三合一药物相似，显示出其在简化治疗方案方面的潜力。

除了上述新型药物外，广泛中和抗体、融合抑制剂和黏附抑制剂等也有新的研究进展。这些新型药物和抑制剂的出现，为 HIV 感染者提供了更多的治疗选择和希望。

近年来，两药简化方案在 HIV 感染治疗中越来越受欢迎，因为它能像三联方案一样有效地控制病毒，但药物更少，副作用也可能更少。这使得一些权威指南开始推荐采用某些两药简化方案。多替拉韦联合拉米夫定或利匹韦林等组合是常用的两药简化方案，它们已经被证明是安全和有效的。另外，每月注射一次的长效卡博特韦联合利匹韦林的方案也已经在美国获批上市。然而，尽管两药简化方案看起来很好，但我们还不完全清楚它是否会影响身体的免疫反应。免疫反应在HIV感染中很重要，与疾病的进展有关。因此，我们需要进一步研究和评估两药简化方案对免疫反应的影响。

需要注意的是，虽然新型抗逆转录病毒药物和治疗方案不断涌现，但耐药、不良反应与药物间相互作用等问题仍然存在。因此，在使用新型抗逆转录病毒药物时，需要综合考虑患者的具体情况，制定个体化的治疗方案，并密切监测患者的反应和药物效果。

3. CCR5：艾滋病治疗的新希望

2007年，一位艾滋病患者在治疗白血病时接受了骨髓移植手术。令人惊奇的是，这次手术后，他体内的HIV被彻底清除，并且在停用抗艾滋病药物10多年后，他的体内仍然检测不到HIV。这一案例引起了全球范围内的关注。

随后，又报道了第二例和第三例完全治愈的艾滋病病例。这些患者的共同特点是，他们都接受了造血干细胞移植治疗，而且捐献者的CCR5基因都具有32个碱基对缺失的纯合突变。这一发现为艾滋病治疗提供了新的思路和方法。

那么，CCR5基因究竟是什么呢？它位于人类3号染色体长臂上，编码合成含352个氨基酸的膜蛋白CCR5。CCR5属于G蛋白偶联受体家族，广泛表达于各种免疫细胞膜上，如T细胞、巨噬细胞、树突状细胞及自然杀伤细胞等。在HIV感染过程中，它作为辅助受体与病毒结合，帮助病毒进入宿主细胞。

值得注意的是，CCR5 32突变体在高暴露于HIV环境中的阴性个体中被发现。这类个体的基因组中CCR5基因编码区缺失了32对碱基，导致蛋白翻译提前终止，使得CCR5无法在细胞表面正常表达。因此，具有这种突变的个体对HIV具有很强的抵抗力。

目前，虽然已经有马拉韦罗（maraviroc）等CCR5抑制剂被批准用于艾滋病的治疗，但这些药物的副作用广泛且没有靶细胞专一性。因此，科学家们开始探索通过基因治疗特异性抑制患者免疫细胞中CCR5基因的表达，以阻断HIV在体内的传播并恢复患者的免疫功能。一些初步研究已经显示这种方法具有一定效果。CCR5基因的研究为艾滋病治疗带来了新的希望，但仍需要进一步的研究和探索。

到目前为止，临床上尚未有彻底清除机体内HIV的方法。现行的治疗策略主要是通过高度活跃的抗逆转录病毒治疗来控制病毒载量，以恢复患者的免疫功能，并降低艾滋病的发病率和死亡率。尽管抗逆转录病毒治疗已经显著提高了艾滋病患者的生活质量，但它并不能完全清除患者体内的HIV。通过特异性抑制或敲除CCR5基因，理论上可以阻止HIV进入细胞，从而达到清除病毒的效果。然而，这种基因疗法目前仍处于研究和试验阶段，其安全性和有效性还需要进一步验证。

总的来说，艾滋病的治疗是一个复杂而艰巨的任务，需要多方面的努力和合作。随着科学技术的不断进步和研究的深入，相信未来我们会有更多有效的治疗方法和预防手段来应对这一全球性的挑战。

三、艾滋病的预防

到现在为止，我们还没有找到一种能彻底打败艾滋病的方法。因此，预防就显得尤为重要。

说到预防，我们首先要做的就是调整自己的行为。比如，进行性行为时正确使用避孕套，避免一些高风险的行为，减少被HIV攻击的机会。另外，我们还要多了解艾滋病的知识，知道它是怎么传播的，怎么预防。这样，我们就能更好地保护自己，也能帮助身边的人。

近年来，科学家们还提出了一种新的预防方法，叫作暴露前预防。听起来很复杂，其实简单来说，就是通过服用特定的抗病毒药物，以降低感染HIV的风险。这种方法在特定人群中显示出一定的预防效果，但并非万无一失。其效果受到服药依从性、病毒株变异及药物副作用等多种因素的影响。因此，在使用暴露前预防时，需要严格遵循医生的建议，并结合其他预防手段，以达到最佳效果。

当然，最理想的预防方法是接种疫苗。如果有了艾滋病疫苗，就能从根本上防止感染。可是，HIV非常狡猾，它会变换自己的形状，让疫苗难以识别。所以，研发艾滋病疫苗是一项非常困难的工作。尽管如此，科学家们还是在不断努力，希望有一天能找到那个"魔法钥匙"。

除了上述策略外，我们还需要从社会层面去预防艾滋病。比如，改善贫困地区的医疗卫生条件，提高艾滋病患者的治疗率和生存率；加强艾滋病防治知识的普及和教育，提高公众对艾滋病的认知度和防范意识；打击非法毒品交易和性交易，降低艾滋病传播的风险；减少艾滋病的传播途径。

与艾滋病的斗争是一个需要大家共同努力的事情，我们需要从多个方面入手，用多种方法去预防。虽然面临的挑战很多，但只要我们齐心协力，通过科技进步、跨学科合作、全球合作及公众意识的提高等多方面的努力，总有一天能战胜它。

参考文献

韩孟杰.我国艾滋病流行形势分析和防治展望[J]. 中国艾滋病性病, 2023, 29(3):

247−250.

王阳, 王希艳.论美国"科学不端行为"定义的演进[J].自然辩证法研究, 2009, 25(5): 100−101.

中华人民共和国国家卫生健康委员会.艾滋病和艾滋病病毒感染诊断（WS 293—2019）[EB/OL].(2019−01−02)[2024−04−08]. http://www.nhc.gov.cn/wjw/ s9491/201905/6430aa653728439c901a7340796e4723.shtml.

中华人民共和国国家卫生健康委员会.消除艾滋病、梅毒和乙肝母婴传播行动 计划（2022—2025年）[EB/OL].(2022−12−05)[2024−04−08]. https://www.gov. cn/gongbao/content/2023/content_5741260.htm.

中华医学会感染病学分会艾滋病丙型肝炎学组, 中国疾病预防控制中心. 中国艾 滋病诊疗指南（2018年版）[J].中华内科杂志. 2018, 57(12): 867−884.

Cohen M S, Chen Y Q, McCauley M, et al. Antiretroviral therapy for the prevention of HIV−1 transmission[J]. The New England Journal of Medicine, 2016, 375(9): 830−839.

Margolis D M, Archin N M, Cohen M S, et al. Curing HIV: seeking to target and clear persistent infection[J]. Cell, 2020, 181(1): 189−206.

Ranga U. The Saga of the HIV Controversy[J]. Resonance, 2009, 14: 472−498.

Ruffieux Y, Muchengeti M, Olago V, et al. Age and cancer incidence in 5.2 million people with human immunodeficiency virus (HIV): The South African HIV cancer match study[J]. Clinical Infectious Diseases, 2023, 76(8): 1440−1448.

Sun L, Zhang X, Xu S, et al. An insight on medicinal aspects of novel HIV−1 capsid protein inhibitors[J]. European Journal of Medicinal Chemistry, 2021, 217: 113880.

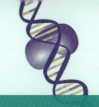

第十一章

青蒿素——抗疟"神草"体现的中国智慧

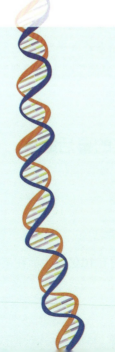

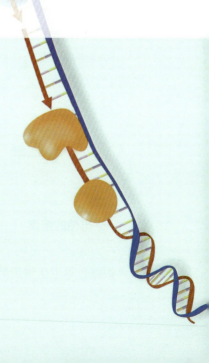

中国科学家屠呦呦因发现青蒿素（artemisinin）这一抗疟疾药物，于2015年获得了诺贝尔生理学或医学奖。青蒿素的发现极大地降低了疟疾的死亡率，对全球医学和公共卫生产生了深远影响。

在人类与疟疾的长期斗争中，科学研究不断取得突破，对医学产生了深远影响。自诺贝尔奖设立以来，疟疾相关的研究成果已5次荣获这一殊荣。1902年，英国医生罗纳德·罗斯（Ronald Ross）因证实按蚊是疟疾的传播媒介，揭示了疟原虫的生命周期，荣获诺贝尔生理学或医学奖。1907年，法国阿方斯·拉韦朗（Alphonse Laveran）因发现血细胞中的疟原虫，为理解疟疾的病理机制奠定了基础，获诺贝尔生理学或医学奖。1927年，奥地利精神科医生朱利叶斯·瓦格纳-克雷格（Julius Wagner-Jauregg）发明了疟原虫接种疗法，用于治疗梅毒引起的麻痹性痴呆，获得诺贝尔生理学或医学奖。1965年，美国有机化学家罗伯特·伍德沃德（Robert B. Woodward）通过首次人工合成奎宁，为抗疟治疗提供了关键药物，赢得诺贝尔化学奖。2015年，中国科学家屠呦呦因对青蒿素的研究，开创了疟疾治疗的新篇章，荣获诺贝尔生理学或医学奖。诺贝尔委员会提出"得益于屠呦呦的研究，过去十年全球疟疾死亡率下降了50%，感染率降低了40%"。

这些诺贝尔奖的获奖成就，不仅标志着人类对疟疾认识的深化，也展示了科学的力量，为全球抗击疟疾提供了强大的武器。

第一节　诺贝尔奖的幕后故事

一、可怕的疟疾

根据世界卫生组织的报告，全球约有10亿人生活在疟疾流行区，每年有超过2亿人感染疟疾，导致数百万人死亡。在20世纪60年代初，全球对疟疾的防控形势非常严峻。

疟疾是一种古老的疾病，曾是一种对人类生命健康产生严重危害的全球流行病。公元5世纪，罗马帝国正处于鼎盛时期，突然暴发了一场致命的瘟疫，每天都有数千人死亡，导致罗马帝国一半的居民丧生。到了20世纪末，英美考古学家通过对古罗马人的骨骸进行DNA鉴定，从而发现正是这种瘟疫加速了罗马帝国的衰落。瘟疫在战争爆发时常常伴随其间，甚至能左右战局。

1892年，英国医生罗斯远赴印度研究疟原虫的传播途径。当时，每年有数百万人因疟疾而丧生。人们已经知道，疟疾并非通过被疟原虫污染的水源传播。在疟疾流行地区，成群的蚊子四处飞舞，引起了罗斯的注意。他仔细观察了一只刚吸过血的蚊子，发现其体内寄生着大量的疟原虫囊。这一重大发现使罗斯在1902年荣获了诺贝尔生理学或医学奖。他的观察结果明确了蚊子是将疟原虫传播给人类的媒介。疟疾的传播机制由此得以揭示：感染了疟原虫的蚊子在叮咬人类时，会将疟原虫传入人体。这一发现对疟疾的防治和控制产生了深远的影响。蚊子的胃壁能够容纳数百个疟原虫的卵囊，一旦这些卵囊成熟，数千条疟原虫便会释放出来。每个花瓣状的结构都预示着一个新生的疟原虫，而成熟的疟原虫则伺机进入人体。因此，在蚊子携带大量疟原虫的地区，疟疾的传播速度将是灾难性的。这一生物学现象不仅令人震撼，也强调了控制疟疾传播的重要性。

在西方，人们将疟疾称为"malaria"，认为通过呼吸有毒气体会患上这种可怕的疾病。欧洲人过去曾戴口罩来预防瘴气的传播，但这种做法被证明是无效的。1880年11月，法国军医拉韦朗在检查一名血液患者的样本时，在显微镜下发现了一种月牙状的寄生虫。随后，他在更多患者的血液中也发现了这种寄生虫，这就是人们所说的疟原虫。拉韦朗因此发现而获得了1907年的诺贝尔生理学或医学奖。人们猜测疟原虫的祖先可能出现在约3 000万年前，它们是一种非常脆弱的生物，离开宿主便无法存活。需要不断地等待，直到进入供其生存的活体中。那么，疟原虫是从哪里来的？它们又是如何进入人体的呢？

在20世纪60年代，美国军队在越南战场上遭遇了疟疾这一严重威胁。越南的丛林虽然为越南军队提供了躲避美军轰炸的天然屏障，但同时也为蚊虫滋生创造了理想环境，导致疟疾在军队中迅速传播。疟疾患者出现高热、头痛、呕吐、昏迷，甚至死亡，严重影响了越南军队的战斗力。在二战期间，美国曾大规模生产氯喹，有效控制了疟疾，但在越南战场上，氯喹的抗药性问题日益严重，使得疟疾的治愈率大幅下降。1960年，氯喹的治愈率高达97%，但几年后降至21%。此外，由于西方国家对越南的封锁，越南无法获得足够的抗疟药物，这进一步加剧了疟疾的威胁。

为了应对这一挑战，中国动员全国医药科技力量，展开了攻克疟疾的药物研制工作。尽管任务艰巨，但中国在这一领域取得了重大的突破和进展，不仅是全球抗击疟疾的突破，也是全球医药研究的一项重大成就。

二、中国特效药

对于中国来说，疟疾并不陌生。早在殷商时期的甲骨文中就有关于疟疾的记录。唐代诗人白居易也曾描述过云南泸水地区的瘴烟蔓延，以及大军因此丧生的情景，这些都反映了疟疾的严重性。疟疾患者会出现急剧的高热、出汗和冷热交替的症状，因此在中国，疟疾又被称为"打摆子"。历史上，中国也多次发生疟疾的严重流行。

1967年，面对氯喹耐药性问题，国家决定研发新药，并支援越南。全国各地的大型科研单位分工协作，共同致力于这一项目。新药的研发不仅需要找到具有治疗作用和安全性的化合物，而且过程极为复杂和昂贵。西方国家研发一种新药的费用高达数亿至数十亿美元，且需要长达15至20年的时间。

中国拥有数千年的中药使用历史，这是一座宝贵的药物研发资源库。利用这一优势，多个科研小组在国内采集中草药，研究药方典籍，有针对性地进行化合物的分离和提取，从而极大提升了研发效率。1972年3月，北京中药研究所的屠呦呦报告了一项重大发现：青蒿的中草药提取物对鼠疟原虫有近100%的抑制率。科学家们深入研究青蒿的化学成分，最终发现了青蒿素这一有效成分，它能有效杀灭疟原虫。青蒿素是一种结构复杂的化合物，科学家们通过科学提取与纯化，成功得到了具有明确化学结构的有效单体，青蒿素及其衍生物成为现代疟疾治疗的关键药物。

青蒿素的抗疟疗效在国内得到广泛应用和验证。尽管美国最初对青蒿素持怀疑态度，但美国科学家最终在美国境内的野草中发现了青蒿素，并重复了中国科学家的提取过程，且在《科学》杂志上发表了封面文章，确认了青蒿素的抗疟效果。青蒿素作为一种有效的抗疟药物，已被广泛用于疟疾治疗和控制，并被世界卫生组织列为首选抗疟疗法之一，对抗疟疾做出了巨大贡献。

三、屠呦呦对发现青蒿素的贡献

美国国家科学院院士路易斯·米勒（Lonis H. Miller）曾公开表

示："青蒿素的发明是一个接力棒式的过程。"屠呦呦是第一个将青蒿带入课题组并发现其提取物有效的人；罗泽渊是第一个从菊科植物黄花蒿中提取出供临床研究的抗疟单体青蒿素的人；李国桥是第一个临床验证青蒿素有效的人。从这个角度来看，诺贝尔奖颁发给屠呦呦研究员是实至名归的。

屠呦呦是中国首位获得诺贝尔奖的女科学家，她的名字源自《诗经》中的"呦呦鹿鸣，食野之苹"，其中"苹"指的是一种蒿草，似乎预示了她与这种植物的深厚缘分。

在抗疟的紧迫任务下，屠呦呦带领团队不懈努力，连续3个月深研历代中医典籍寻找灵感，走访民间老中医研究偏方，最终将研究目标锁定在380余种中药提取物中的青蒿提取物，从而实现了研究的新突破。但在一段时间内，中药青蒿的临床效果并不理想，这让屠呦呦和她的团队陷入了困惑。在巨大的压力下，屠呦呦重新审视古典医籍，最终在《肘后备急方》中找到了提取有效成分的关键：温度。屠呦呦受此启发，设计了低温提取有效成分的方案，采用乙醚冷浸法将温度控制在40℃以下，所得青蒿提取物使鼠疟效价有了显著提高；接着，用低沸点溶剂提取，使鼠疟效价更高，而且趋于稳定。1972年11月，在经历了190次失败之后，屠呦呦及其团队终于成功提取出了对疟疾有效率达到100%的青蒿素。

屠呦呦的发现使得中药青蒿从古典医籍中跃然而出，成为了抗疟"神草"。根据世界卫生组织的统计，从2000～2015年，全球疟疾发病率下降了37%，疟疾患者的死亡率下降了60%，大约有620万人的生命得到了挽救。随着青蒿素研究的深入，其应用范围也从抗疟领域扩展到了抗癌、治疗红斑狼疮等多个方向。青蒿素的"神秘面纱"逐渐揭开，为人类健康做出了巨大贡献。

第二节 青蒿素的作用机制

青蒿素来源于紫草属植物黄花蒿,是一个含过氧基团的倍半萜内酯化合物,分子式为$C_{15}H_{22}O_5$,相对分子量为282,熔点为156～157 ℃,呈白色针晶,其15个碳中7个是手性碳,罕见的过氧键以内型的方式固定在2个四级碳上而成桥。青蒿素是中国自主研发的一种抗疟良药,它高效且毒性较低。很多基于青蒿素的衍生物也具有很好的抗疟效果,近年来成为抗疟的重要药物。尽管青蒿素的结构非常奇特,并且对疟原虫的抑制效果显著,但是在过去的40年里,它的作用机制的奥秘仍然没有完全解开。对于青蒿素类药物的作用机制,科学界提出了不同的假说,比如血红素可能参与了激活青蒿素的作用靶点等。除了抗疟外,青蒿素类药物在杀灭其他寄生虫、抑制某些癌症细胞、抗病毒和治疗类风湿等方面也有一定的作用。青蒿素类药物的作用机制相对较为复杂,可能涉及不同的作用分子,这些作用可能是协同的,也可能是竞争或拮抗的。总之,目前科学界还没有确定青蒿素抗疟的确切机制,仍然需要接下来几代科学家的不断努力和探索来揭示这个谜题。

一、抗疟关键结构:过氧桥

青蒿素是一种特殊的抗疟药物,与以往的药物不同。它主要通过干扰疟原虫表膜线粒体的功能,使疟原虫的结构完全崩溃,而不是通过干扰疟原虫的叶酸代谢来发挥作用。它的药理作用可以分为2个步骤:首先,青蒿素在疟原虫体内被铁催化产生自由基,这会使青蒿素中的过氧桥（图11-1）分解；然后，第一步产生的自由基与疟原虫蛋白结合，形成共价键，使疟原虫蛋白失去功能并最终死亡。可以简单地描述为疟原虫就像是在人体的红细胞里找到了一个家，而且把红细胞里的血红蛋白当作自己的食物。当它们吃得太多的时候，会产生一些残留物，其中一个叫作血红素。而血红素里面的铁能促使青蒿素中的过氧桥分解，这就像是给这对恩爱夫妻一颗炸弹，然后它们就分道扬镳了。故事里的氧原子很生气，因为它和碳原子分手了，所以变得不太理智。于是，它决定撬墙脚，抢走了其他原子的伴侣。氧原子比碳原子更活跃，所以成功地抢到了一个伴侣，可怜的碳原子就变成了单身。这全部都是疟原虫惹的祸！碳原子意识到自己很难再找到伴侣，所以把目光转向了疟原虫身上的某个重要蛋白质。最后，青蒿素利用碳原子和这个蛋白质结合（烷基化），让疟原虫无法正常工作并最终被消灭。疟原虫就是这样被折磨致死的（被烷基化后的蛋白质无法正常工作）。换句话说，血红素里的铁催化剂让青蒿素发挥了作用，导致了这个疟原虫家庭的分散。

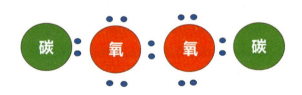

图11-1　抗疟关键结构：过氧桥

二、铁参与青蒿素的激活

青蒿素通过一个依赖于铁的通路产生自由基，青蒿素分子中的过氧桥结构是其发挥作用的关键药效团。在青蒿素激活过程中关于如何打开过氧桥有两种假说：一种是通过铁参与还原，均裂过氧桥产生氧中心自由基进而重排形成碳中心自由基；另一种观点是铁起到类似路易斯酸的作用，不对称断裂过氧桥，分子离子化，之后再借助铁或者非过氧化的氧进行后续反应，这样的方式所需能量更低，更稳定，并且有可能在该过程中产生能对细胞造成损害的活性氧自由基。铁离子的来源可能是疟原虫裂殖子侵入红细胞代谢产生的血红素，也有可能是线粒体的呼吸链复合物。

三、青蒿素类药物的作用靶点

疟原虫的生长需要有功能的线粒体。青蒿素的加入可以诱导疟原虫和酵母菌的线粒体肿胀，产生大量的活性氧自由基，引起线粒体的去极化和膜电势降低，损害线粒体功能，从而导致虫体死亡，达到抑疟效果。当然，线粒体模型只是目前科学界探索青蒿素类药物抗疟机制的一种，除此之外还有血红素的烷基化理论、蛋白靶点理论等。

以青蒿素为基础的联合疗法在过去20年间被广泛用于治疗疟疾，拯救了全球数百万人的生命。距青蒿素发现已过去半个世纪，为实现世界卫生组织提出的到2030年疟疾发病率和死亡率比2015年降低至少90%的目标，科研人员步履不停，围绕青蒿素作用机制等问题继续不懈探索。

第三节　青蒿素的医学应用

一、治疗疟疾

在青蒿素问世和推广前，全世界每年有4亿人次感染疟疾，全世界每年至少有100万人死于此病，据英国权威医学刊物《柳叶刀》（*Lancet*）统计数据，青蒿素复方药物对恶性疟疾的治愈率达到97%。自2001年起，世界卫生组织推行以青蒿素为基础的联合治疗方案，旨在防止和延缓青蒿素药物的抗药性的产生。这些新一代的治疗工具取得了显著成效，促使世界卫生组织加快全球范围内控制疟疾的进展。2004年5月，世界卫生组织正式将青蒿素复方药物列为治疗疟疾的首选药物。世界卫生组织已经确认，青蒿素类药物是非洲地区治疗疟疾唯一有效的药物。他们吸取了奎宁类药物因抗药性而带来的教训，意识到必须采取预防措施以防止青蒿素药物的抗药性产生。在2005年的世界卫生大会上，世界卫生组织制定了药物控制和防止蚊子传播的干预措施，推广了以青蒿素为基础的抗疟治疗药物。此外，他们还推广了预防控制措施，如向高危人群推广使用驱蚊蚊帐，并正式解除了对双对氯苯基三氯乙烷的禁令。

科摩罗的莫埃利岛曾经是疟疾肆虐的地区，过去科摩罗每个家庭都常会有人因疟疾住院，住院率高达42%。但自2007年11月起，中国科学家在该岛实施了一项彻底根除疟疾的计划。这一行动涉及全面的疟疾防治策略，包括精准的药物治疗、严格的预防措施及广泛的健康教育。到2014年科摩罗因疟疾住院的人数已降为0，并且不再有任何死亡病例。得益于这些综合性措施，莫埃利岛成功降低了疟疾的发病率，成为疟疾防控的典范，彰显了人类智慧和不懈努力的辉煌成就。

我国疟疾防控工作已经取得了重大成果，20世纪40年代开始每年曾报告约3 000万病例，经过70余年的不懈努力，截至2021年7月世界卫生组织宣布"中国消除了疟疾"，实现了连续3年没有本土疟疾病例，同时建立了有效的疟疾快速检测、监测系统，制定疟疾防控方案，有能力防治疟疾再传播。然而随着青蒿素的推广应用，耐药性问题再一次成了需要面对的挑战。有报道称，早在2003年和2004年，首例以青蒿素为基础的综合疗法的耐药性案例就在泰国、柬埔寨边界出现。过去10年里，青蒿素已对柬埔寨、缅甸、越南、老挝及泰国等地区的越来越多患者失效。虽然如今中国已实现本土疟疾消灭的情况下，但青蒿素耐药问题值得我们重视，防止疟疾再次反扑也是目前的工作重点。

二、治疗红斑狼疮

红斑狼疮是一种难治的自身免疫性疾病，到目前为止尚无特效药可以治疗，而且一旦发作起来症状非常多，如发热、关节痛、肌肉痛、面部蝶形红斑、口腔溃疡等。根据屠呦呦教授团队的前期临床观察，青蒿素对盘状红斑狼疮、系统性红斑狼疮的治疗有效率分别超过90%、80%，目前效果良好。屠呦呦说："青蒿素对治疗红斑狼疮存在有效性趋势，我们对试验成功持谨慎的乐观。"其课题组发现双氢青蒿素具有免疫抑制作用并可加速免疫缺陷动物的免疫功能重建。双氢青蒿素治疗红斑狼疮的方法于1999年申请中国发明专利并获得授权。最终临床试验结果显示，双氢青蒿素对治疗具有高变异性的红斑狼疮效果独特，在该疾病发生、发展到终结的整个病理过程均有明显的疗效。但其作用机制还有待进一步研究。

三、抗病毒

青蒿素及其衍生物是一类高效、低毒的抗疟药物。目前已发现青蒿素及其衍生物对包括人巨细胞病毒、乙型肝炎病毒、丙型肝炎病毒和新型冠状病毒等在内的多种病毒具有抗活性作用，但其所涉及的分子机制各不相同，主要是通过抑制病毒复制的方式实现。尽管目前青蒿素及其衍生物在抗病毒方面的临床试验较少，但青蒿素具有丰富的临床使用经验，其安全性和有效性均有保障。青蒿素不仅可以为现存的病毒感染治疗提供临床选择，还可在各种新发或突发的病毒引起的流行性疾病提供可参考的药物治疗。

四、抗肿瘤

研究发现，肿瘤细胞膜是青蒿素攻击的主要靶点。青蒿素既可以通过诱导肿瘤细胞发生"凋亡"，也可以使细胞"胀亡"。肿瘤细胞膜遭到破坏后，其通透性就随之发生改变，一方面，细胞外大量的钙离子会进入细胞内，诱导细胞程序化死亡，即"凋亡"。另一方面细胞膜通透性的增加导致细胞内的渗透压发生变化，细胞吸收大量水分发生膨胀直至死亡，即"胀亡"。

利用青蒿素治疗癌症的独特优势在于，青蒿素能与其他药物协同治疗肿瘤。由于常规化疗药物对正常细胞也具有毒性，患者常常耐受差。化疗失败是导致肿瘤转移和复发的重要因素。青蒿素联合其他化疗药物治疗肿瘤可以达到更佳效果。研究人员已经发现青蒿素与5-氟尿嘧啶、表柔比星、阿霉素等常用化疗药物具有协同抗肿瘤作用。青蒿素在杀死肿瘤细胞的同时，还可以抑制血管生成因子的表达，抑制血管内皮细胞的增殖、迁移和管状形成并诱导血管内皮细胞凋亡。通过抑制肿瘤内血管生成，从而控制肿瘤的复发和转移。

青蒿素衍生物联合放疗对肿瘤细胞具有更大的杀伤力。最近，韩国的研究人员将神经胶质瘤细胞用双氢青蒿素预处理后，再给予放疗，发现这种抗疟药可以增加放射敏感性，肿瘤细胞数减少了80%，但对乳腺癌细胞、宫颈癌细胞和肝癌细胞的作用较弱。青蒿素对放疗的增敏作用可减少放疗剂量和放疗副反应。

青蒿素是我国科学家从青蒿中获得的划时代发现和自主创新成果，其全新的结构和独特的抗疟活性，改写了只有生物碱成分抗疟的历史。中国人依靠自己的智慧和丰富的青蒿资源，为根治疟疾开辟了新的道路，在药学史上创造了一个奇迹。

参考文献

蔡雪君,关文达,马钦海,等.青蒿素及其衍生物的抗病毒作用机制研究进展[J].现代药物与临床,2022,37(3):653-658.

孙辰,李坚,周兵.青蒿素类药物的作用机制：一个长久未决的基础研究挑战[J].中国科学：生命科学, 2012, 42(5): 345-354.

张铁军,王于方,刘丹,等.天然药物化学史话：青蒿素——中药研究的丰碑[J].中草药，2016, 47(19): 3351-3361.